Blood purification

血液浄化療法

―― 基礎から応用まで

編集●山下　芳久　峰島三千男
企画●臨牀透析編集委員会

日本メディカルセンター

編　集：山下　芳久　埼玉医科大学保健医療学部医用生体工学科
　　　　峰島三千男　東京女子医科大学臨床工学科
企　画：臨牀透析編集委員会

執筆者一覧 （執筆順）

江村　宗郎	松圓会東葛クリニック病院・臨床工学技士
田代　嗣晴	横浜労災病院臨床工学部・臨床工学技士
三浦　明	阿佐谷すずき診療所・臨床工学技士
鈴木　利昭	阿佐谷すずき診療所
菅野　有造	東京医科歯科大学医学部附属病院MEセンター・臨床工学技士
中村　藤夫	新潟医療福祉大学臨床技術学部・臨床工学技士
森上　辰哉	元町HDクリニック臨床工学部・臨床工学技士
申　曽洙	元町HDクリニック内科
芝本　隆	秀和会秀和綜合病院臨床工学部・臨床工学技士
相馬　泉	東京女子医科大学臨床工学部・臨床工学技士
金子　岩和	東京女子医科大学臨床工学部・臨床工学技士
服部　元史	東京女子医科大学腎臓小児科
宮尾　眞輝	東京女子医科大学病院臨床工学部血液浄化療法科・臨床工学技士
村上　淳	東京女子医科大学病院臨床工学部血液浄化療法科・臨床工学技士
山下　芳久	埼玉医科大学保健医療学部医用生体工学科・臨床工学技士
渡辺　信行	博樹会西クリニック・臨床工学技士
内野　順司	みはま病院ME部・臨床工学技士
田岡　正宏	名港共立クリニック・臨床工学技士
奥山　寛	昭和大学藤が丘病院臨床工学室・臨床工学技士
小岩　文彦	昭和大学藤が丘病院腎臓内科
及川　一彦	永仁会病院臨床工学科・臨床工学技士
中元　秀友	埼玉医科大学総合診療内科
岩本ひとみ	天神会古賀病院21臨床工学部・臨床工学技士
中園　和子	天神会古賀病院21臨床工学部・臨床工学技士
古賀　伸彦	天神会新古賀病院循環器内科
山家　敏彦	社会保険中央総合病院臨床工学部・臨床工学技士
星野　敏久	板橋中央総合病院臨床工学科血液浄化療法センター・臨床工学技士
渋谷　泰史	東葛クリニック病院臨床工学部・臨床工学技士
塚本　功	埼玉医科大学国際医療センターMEサービス部・臨床工学技士

「臨牀透析」編集委員

黒川　清	川口　良人	大平　整爾	浅野　泰	佐藤喜一郎	鈴木　正司	原田　孝司
秋葉　隆	伊丹　儀友	中山　昌明	加藤　明彦	小松　康宏	西　慎一	宇田　有希
下山　節子	水附　裕子	佐藤　久光	中原　宣子	臼井　昭子	市川　和子	峰島三千男
山下　芳久						

名誉編集委員　前田　貞亮

序文

　血液浄化療法の歴史は，その基本である血液透析が実験的に米国のAbelにより1912年に試みられたのが最初である．この研究はサリチル酸を投与したウサギを用いてコロジオンのチューブを透析膜とし，0.6％の食塩液を透析液として，その除去を試みたものである．その後，この技術を腎不全治療に応用するため多くの研究がなされてきた．それから血液浄化療法は大きく進歩し，今年でちょうど100年となる．

　この間，ダイアライザ，透析膜，血液濾過器，抗凝固薬，透析液，バスキュラーアクセス，透析装置，水処理装置，血漿分離器，血漿成分分離器，血液（血漿）吸着器，アフェレシス装置などの研究開発が進み，これらの技術を応用して各種透析療法，各種アフェレシス療法，各種急性血液浄化療法などのさまざまな血液浄化療法が生まれ，腎不全以外の数多くの疾患に対しても臨床適応されるようになった．

　血液浄化療法の目的は，患者の体内にある病因物質をなんらかの方法で体外に除去することによって，生体内環境を是正または正常に戻すことである．血液浄化療法の対象となるなかでもっとも多い腎不全（透析）患者では，尿毒性物質の除去を目的とするが，その尿毒性物質は分子量が小さいものから大きい低分子量蛋白までが対象となり，種類が多く，性質も異なるものが多いため，それらを十分に除去するためには，患者ごとに検査データや臨床症状などの情報を収集分析するとともに，患者ごとに適正なダイアライザや透析膜および透析療法を選択することが重要である．また，腎不全以外の患者においても，それぞれの疾患に対する病因物質の除去を目的として，それらが十分に除去できるように患者状態を把握し，適正な血液浄化器と血液浄化療法を選択する必要がある．

　現在，血液浄化療法は，血液透析，高ナトリウム透析，低温透析，長時間透析，短時間頻回透析，処方透析，小児（低体重）透析，透析室外での透析（病棟透析・術中透析），在宅血液透析，無酢酸透析，血液濾過，限外濾過，各種血液透析濾過，オンラインHDFとプッシュ＆プルHDF，バイオフィルトレーション，腹膜透析，併用療法〔腹膜透析（PD）＋血液透析（HD）〕，各種血漿交換，各種血漿吸着，各種血液吸着，各種白血球系細胞除去，各種持続的血液浄化療法など，非常に種類が多い．しかし，これらすべての血液

浄化療法を実際に行っている施設はほとんどなく，あまり知られていなかったり，あまり行われていなかったりするものも結構あるのが現状なのではないかと思われる．

　本書は，雑誌『臨牀透析』の連載として，「血液浄化療法─基礎から応用まで」と題し，現在臨床において実施されている各種血液浄化療法のほとんどを網羅的に取り上げたシリーズを一冊にまとめたものである．このシリーズでは，各種血液浄化療法について，一つひとつ，原理，方法，適応や特徴などを基礎から解説することを意図した．本書によって，血液浄化療法に関わるすべての医療従事者に血液浄化療法を十分に理解していただき，少しでも日頃の臨床に役立ち，血液浄化療法の進歩につながれば幸いと考える．

　　2011年5月

埼玉医科大学保健医療学部医用生体工学科

山下　芳久

Contents

第Ⅰ章 血液透析療法

① 血液透析　　江村　宗郎　11
1. 原　理／11
2. 血液透析の実際／12
3. 透析評価法／16

② 高ナトリウム透析　　田代　嗣晴　19
1. 透析液ナトリウム濃度の変遷／19
2. 原　理／20
3. 種　類／21
4. 適　応／22
5. 注意点／23

③ 低温透析　　三浦　明, 鈴木　利昭　25
1. 低温透析が透析低血圧症を改善する生体のメカニズム／26
2. 適　応／26
3. 方　法／27
4. 副作用／28

④ 無酢酸透析　　菅野　有造　30
1. 酢酸による生体への影響／30
2. 無酢酸透析液（カーボスター）の特徴／31
3. 臨床での効果／35

⑤ 長時間透析　　中村　藤夫　36
1. 長時間治療方法の種類／36
2. 治療時間と治療回数の実際／36
3. 腎臓と透析療法／38
4. 長時間透析とQOL／40
5. 医療費・診療報酬／40

⑥ 短時間頻回透析　　　　　　　　　　森上　辰哉, 申　　曽洙　42

1 定義および種類／42
2 原　理／43
3 適応・効果／44
4 問題点／44
5 今後の可能性（在宅透析との関連）／45

第Ⅱ章 ● 特殊透析

⑦ 処方透析　　　　　　　　　　　　　菅野　有造, 芝本　　隆　47

1 組成の変更方法／47
2 病態と透析液組成／49

⑧ 小児（低体重）透析
　　　　　　　　　　　　　相馬　　泉, 金子　岩和, 服部　元史　53

1 バスキュラーアクセス／53
2 使用機材／54
3 血液製剤による回路内充填／54
4 低体重児を想定したうえでの治療条件設定／56
5 抗凝固薬の使用法とモニタリング／57
6 CRIT-LINE™を用いたモニタリング／58

⑨ 透析室外での血液浄化　　　　　　　宮尾　眞輝, 村上　　淳　59

1 適応病態／59
2 治療開始前・開始時の流れおよび注意点／60
3 治療中の流れおよび注意点／65
4 治療終了時・終了後の流れおよび注意点／67

⑩ 在宅血液透析　　　　　　　　　　　　　　　　山下　芳久　69

1 適応基準／69
2 開始までの流れ／70
3 教　育／71
4 HHDで使用される装置／74
5 管理体制／76
6 メリットとデメリット／78
7 普及しない理由／79

第Ⅲ章 血液濾過療法

⑪ 血液濾過　　　　渡辺　信行　81
1　特　徴／81
2　HFの実際／82
3　適　応／84

⑫ 血液透析濾過　　　　内野　順司　87
1　HDFとは／87
2　原　理／87
3　種　類／88
4　適　応／90
5　施行方法／91

⑬ オンラインHDFとプッシュ＆プルHDF
田岡　正宏　94
1　適　応／94
2　原理と特徴／94
3　透析液の水質管理／95
4　ダイアライザの選択／96
5　種類と特徴／96
6　治療中の注意点／98

⑭ バイオフィルトレーション
奥山　寛, 小岩　文彦　100
1　緩衝薬（buffer）の変遷／100
2　原　理／101
3　方　法／102
4　臨床効果と適応／104

第Ⅳ章 腹膜透析療法

⑮ 腹膜透析（PD・CAPD）　　　　及川　一彦　107
1　基礎と原理／107
2　種　類／110
3　選択と適応／111

⑯ 併用療法（PD＋HD）　　　　　　　中元　秀友　116

　1　定　義／116
　2　目　的／117
　3　種　類／117
　4　適　応／117
　5　原　理／118
　6　効　果／119
　7　予　後／119
　8　問題点／121
　9　腹膜休息を目的とした併用療法／122

第Ⅴ章 ● アフェレシス療法

⑰ 血漿交換　　　　岩本ひとみ，中園　和子，古賀　伸彦　125

　1　単純血漿交換／131
　2　二重膜濾過法／134
　3　クライオフィルトレーション／137

⑱ 血漿吸着　　　　　　　　　　　　山家　敏彦　139

　1　血漿吸着法の一般的な回路構成／139
　2　血漿吸着器の種類と使用上の留意点／140
　3　血漿吸着器の操作条件／143

⑲ 血液吸着　　　　　　　　　　　　星野　敏久　145

　1　活性炭吸着／145
　2　エンドトキシン吸着／148
　3　β_2-ミクログロブリン吸着／150

⑳ 白血球系細胞除去　　　　　　　　渋谷　泰史　153

　1　種　類／153
　2　原　理／153
　3　保険適応／154
　4　治療の実際／156
　5　治療中の注意点／158

第Ⅵ章 ● 急性血液浄化療法

㉑ 持続的血液浄化　　　　塚本　功, 山下　芳久　159

1 特　徴／159
2 種　類／160
3 原　理／160
4 適応と臨床的効果／161
5 具体的な施行方法／162
6 施行中の注意点と観察のポイント／164
7 施行管理体制／165

索　引 ……… 168

第Ⅰ章 血液透析療法

❶ 血液透析 [Hemodialysis；HD]

Key words　血液透析の原理，血液透析の実際，指標

はじめに

　血液透析の歴史は，1913年，Abelらがイヌを用いた血液透析を初めて成功させた[1]ところから始まり，臨床応用では，1945年にKolffらが回転ドラム型人工腎臓を用い，急性腎不全患者の救命に成功したのが最初である．本邦では，1954年に渋沢らが用いたのが最初であり[2]，その後，バスキュラーアクセス，透析液，ダイアライザ，各種装置などの研究・開発，健康保険の適用，社会保障などにより飛躍的な進歩を遂げ，一般的な治療法として確立された．
　本稿では，各種血液浄化法の基本である血液透析について解説する．

1　原　　理

　血液透析では，血液中の溶質除去や電解質の補正は，物理化学の分野で利用される"透析"，つまり拡散現象を用い，過剰な水分除去には，限外濾過の技術を利用している．

▶ 1．半透膜（semipermeable membrane）

　半透膜は，特定のサイズまでの細孔が開いている膜のことであり，溶液中において細孔のサイズより小さい物質は膜（細孔）を通過し，大きい物質は通過できない．このように，細孔のサイズにより物質の透過を規定する膜を半透膜と呼んでいる．血液透析ではダイアライザの膜がこれに当たり，尿素・クレアチニンなどの小分子物質をターゲットにしていたころは，セルロース系の膜が使用され，現在では，分子量3万を超える物質の除去が可能な合成高分子膜がおもに用いられるに至り，その性能は膜の平均孔径・開孔率，膜厚，曲路率などに左右される．

▶ 2. 拡散（diffusion）

半透膜を挟んで，濃度の異なる水溶液（水が溶媒，水に溶けている物質が溶質）を入れ，そのまま放置すると，溶質は分子運動により膜を通って移動し，全体が均一な濃度になる．このように拡散とは，溶質の濃度差によって物質が移動する現象のことであり，この推進力は濃度差によって決定される．

血液透析では，透析液側に老廃物が存在しないため，血液側から透析液側に拡散移動（除去）する．また，電解質補正を目的に，特定の物質を血液側よりも高濃度に作製した透析液を用いることで，それらは血液側に拡散移動（補給）する．

▶ 3. 限外濾過（ultrafiltration；UF）

半透膜を挟んで片側が密閉できる容器を用意し，この容器の両側に水溶液を入れ，密閉側に圧力を加えると，半透膜を介した反対側の容器に水の移動が起こる．この現象を濾過（filtration）といい，使用する半透膜の孔径を蛋白の阻止を目的に設定した濾過を，とくに限外濾過という．

血液透析では，透析液側の圧力を減じ，膜に圧力差を作り，その圧力に相当する分の溶液（水分と細孔よりも小さい物質）の濾過を起こさせ，余剰の体液を除去（除水）している．用いられる膜の平均的な細孔は 1 nm 程度であることから，膜分離上，この濾過を限外濾過という．また，このとき，膜の細孔を通過できる物質は体液の濃度と同じ状態で移動する．このように，水（溶媒）と同時に物質が移動する現象を convection という．

2 血液透析の実際

血液透析治療を施行するためには，各種の装置と材料が必要となる．これらを適正に使用し，一つひとつの手技に潜む危険性を認識することで，安全な治療が可能となる．

▶ 1. 各種装置

1）水処理装置

水道水をそのまま透析用水として用いると，含有する種々の化学物質や生物学的汚染物質により，有害な作用が考えられる．そのため水処理装置を用いて，できるかぎり有害物質を除去し，透析液を作製しなければならない．基本的な水処理装置の構成について簡単に説明する[3]．

　a．プレフィルタ：水道水中の錆，砂などの粗い不純物を除去するためのもので，サイズは通常 10〜25 μm 程度である．

　b．硬水軟化装置（軟水装置）：水道水に含まれるカルシウム，マグネシウムなどの多価の陽イオンをイオン交換によって除去する．

　c．活性炭濾過装置：多孔質活性炭の吸着能により残留塩素，クロラミンなどを

除去する．

　d．逆浸透（RO）装置：RO（reverse osmosis）膜を介して溶液に浸透圧以上の圧力を加え，水を逆濾過させる分離法を用い，不純物のほとんどない水（RO 水）を取り出し，バッファタンクに貯留する装置である．

　e．UF フィルタ：細菌やエンドトキシンを分離するために設置し，RO 装置で処理された水の洗浄度を保証する．

2）透析液供給装置

透析原液と RO 水を一定の比率で混合し，連続的に適正な透析液を作製する装置である．現在の透析原液は，重炭酸を含まない A 剤と重炭酸である B 剤に分けて供給されており，それぞれ液体と粉末製品が市販されている．粉末の場合，原液作製用の攪拌装置が必要である．また，多人数用と個人用の 2 種類の装置があるが，本邦では，多人数用透析液供給装置が主流である．

3）透析用監視装置

患者のベッドサイドに設置し，血液透析中の体外循環系および透析液系の連続的な制御・監視を行う装置である．

体外循環系の装置には，血液送血の状態を検出する回路内陰圧検出器，血液ポンプ，抗凝固薬を持続注入するための薬剤注入ポンプ，静脈側の回路内圧を測定するための静脈圧計，血液回路内の気泡を検知するための気泡検出器などがある．

透析液系の装置には，濃度監視装置，温度制御装置，流量制御装置，液圧計，漏血計，除水制御装置などがある．また，バイタルチェックに必要な自動血圧計・自動プライミグ機能および自動返血機能などを装備した装置もある．

▶ 2．各種材料

1）ダイアライザ

現在の製品はほとんどが中空糸型である．滅菌方法は高圧蒸気滅菌・γ線滅菌が一般的であり，膜面積は 0.2～2.5 m^2 で使用されている．

ダイアライザは，溶質透過性，生体適合性，膜面積，血液容量，操作性，コスト，病態などを基に選択する．

2）血液回路

血液回路には，ダイアライザへ血液を送る側の動脈回路とダイアライザから出た血液を体内へ戻すための静脈回路がある．ほとんどが高圧蒸気滅菌である．

3）穿刺針

穿刺針は翼状金属針とプラスチック針に大別される．本邦ではプラスチック針の需要が高く，形状の異なる種々の製品が使用されている．通常，内径 18～19 G，長さ 2.5～5 cm のものが多く使用されている．

4）穿刺肢の消毒用物品

消毒用の薬剤として，消毒用エタノール，グルコン酸クロルヘキシジン，ポビドンヨードなどがおもに使用され，綿球や綿棒を用いて消毒を行い，滅菌された

紙シーツで穿刺肢の保護を行う．

5）穿刺針・血液回路固定用テープ類

固定用のテープには，支持体がプラスチック，塩化ビニル，紙，織布，不織布などで，粘着剤にはアクリル系，ゴム系のものがあり，透湿性，粘着強度は各種さまざまである．これらを皮膚の状態などによって使い分けている．

6）抗凝固薬

体外循環部分の血液凝固を阻止するために投与する薬剤であり，通常ヘパリンを用いているが，合併症，止血困難や出血傾向のある症例には低分子ヘパリンを用い，術後の透析にはメシル酸ナファモスタットを用いる場合が多い．投与方法には，開始時ワンショット投与法，持続投与法および両者の併用がある．

▶ 3. 準　　備

各種装置の動作チェック，透析液の作製および濃度確認，血液回路組み立て，ダイアライザ・血液回路は生理食塩液 1,000〜1,500 ml を用いて洗浄・充填を行う．一般的な血液回路図を図に示す．

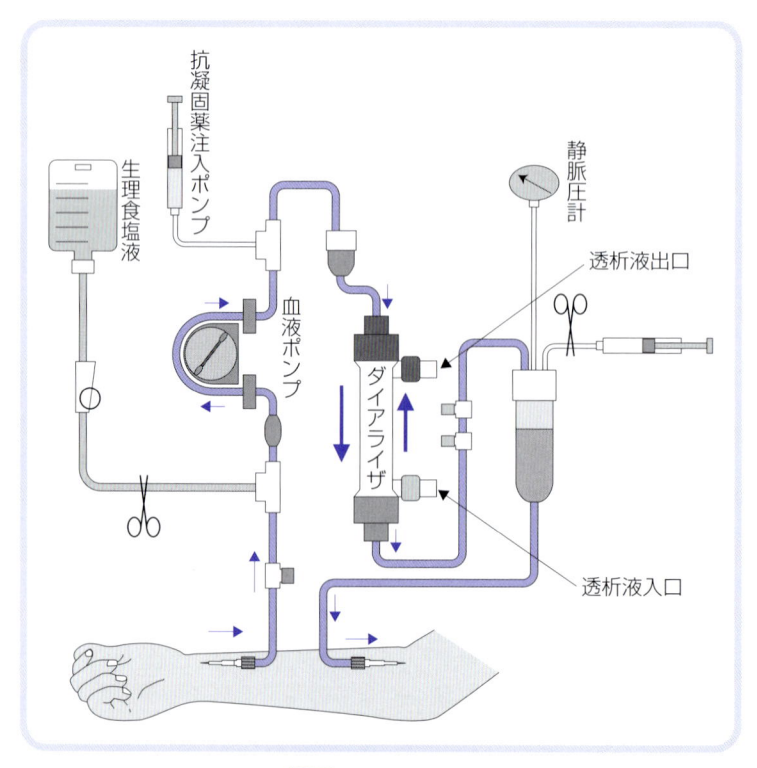

図　血液回路図

▶ 4. 体重・血圧測定

体重は不正確な測定により，過除水や終了後の体重増加などのアクシデントが起こる危険性があるため，正確な測定が要求される．

測定した体重・血圧値は，<u>前回の透析前数値との比較が必須</u>であり，過去の同じ曜日の透析前数値群との比較も重要である．

▶ 5. 穿　　刺

血液の体外循環を必要とする血液浄化法を施行するためには，血液を取り出し，また体内に戻すためのバスキュラーアクセスが必要である．血液透析では，内シャントが主流であり，種々の条件から内シャント作製が困難な場合，人工血管や動脈表在化などが用いられる．内シャントは 1966 年に Brescia らが開発[4] し，もっとも長期に使用できるものであるが，治療ごとの穿刺が不可欠であり，患者に恐怖感と苦痛を与えないように，スタッフは不安と緊張のなかで最大限の集中力を発揮しなければならない．

穿刺の善し悪しは，バスキュラーアクセスの位置や形状，スタッフの穿刺技術に左右される．

▶ 6. 開　　始

開始時の操作には，血液回路と穿刺した針を接続する操作，穿刺針・血液回路の固定，条件設定などがある．

接続操作では，<u>清潔操作</u>が必要であり，誤穿刺や感染対策への配慮も必要である．

穿刺針・血液回路の固定では，抜針予防を考えた固定法が必要である．抜針の原因は基本的には患者が穿刺肢を動かすことで起こる抜針と，血液回路がほかからの力で引っ張られて起こる抜針に分けられる．

開始時の条件設定は，血液流量，透析液流量，除水設定，抗凝固薬投与条件などであり，<u>あらかじめ個々の患者の病態に即した設定値を決め</u>，その値に設定する．

▶ 7. 治 療 中

治療中は，病因物質や余剰水分の除去などが急速に行われ，体液の組成や量に不均衡を生じるため，<u>血圧低下や嘔気などの諸症状が出現する可能性</u>がある．また，ダイアライザ，血液回路，透析用監視装置に異常が生じると致命的な事故を引き起こす危険性もある．したがって，治療中はこれらを排除し，安全に施行するために<u>定時のバイタルチェック・機器チェック</u>が不可欠である．

表 当院での止血時間の基準

バスキュラーアクセスの種類	止血時間
内シャント	5〜15 分
グラフト	5〜20 分
表在化動脈	20〜30 分
動脈直接穿刺	30 分以上
静脈	数分

▶ **8. 終　了**

1）返血操作

返血は少しの誤操作によって重大な事故を引き起こす危険性がある．そのため，安全性が高く，どのスタッフでも簡単な操作で行うことのできる方法でなければならない．また，スタッフによる差（返血時間，残血量など）の少ない方法を選択すべきである．

返血操作には空気を使用する方法もあるが，どのような制御・警報装置を用いても空気を使用するかぎり，体内への空気誤入の危険は避けられない．よって，返血には生理食塩液 300〜500 ml を使用し，血液回路・ダイアライザ内を充填する生理食塩液置換返血法を用いるべきである．

2）抜針・止血

抜針後の止血方法は基本的に圧迫止血であるが，不十分もしくは誤った止血方法により出血が起きると，体外出血の場合，ヘマトクリット値の低下，血圧降下，ショックなどにつながる危険性がある．また皮下出血の場合，皮下に出血した血液が血腫となり，周囲の組織や神経を圧迫し，麻痺やシャント閉塞，表在化動脈の患者では手術創が離開する場合もある．

止血時間はバスキュラーアクセスの種類により異なり，当院（東葛クリニック病院）では**表**に示した時間を基準に止血を行っている．

3 透析評価法

血液透析治療では，定期的に血液透析前後の血液検査，胸部 X 線撮影，心電図などの諸検査を行い，患者の状態に即した最適な血液透析を検討する．

血液透析ごとに体重・血圧を測定し，血液検査データからは，血液透析前カルシウム・リン・カリウム値やヘマトクリット値などを検討して，生活・食事指導や投薬を行い，病因物質を除去するため，膜材質，膜面積，血液流量，透析液流量，透析時間などから各患者に適した透析量を検討する．ダイアライザや透析量には各種の評価法がある．

▶ 1. ダイアライザの性能評価

ダイアライザの透析性能は，クリアランス，ふるい係数および限外濾過率などで表される．

1）クリアランス（CL）

血液中のある溶質がダイアライザに流入し，単位時間にどれだけ除去されたかを示すものである．

2）ふるい係数（sieving coefficient；SC）

濾過による溶質の膜透過性を表し，値が1に近いほど透過性がよい．

3）限外濾過率

単位時間・単位圧力での水の除去能力を表す．

▶ 2. 透析効率の評価

1）除 去 率

透析の前後で血液中の溶質がどれだけ除去できたかを示す簡便な式であるが，血管内の濃度変化のみを評価するため，血管への透過性の低い物質は見かけ上，高い除去率となる．

2）Kt/V

尿素を指標とし，1回の血液透析での除去の程度を示すもので，透析量と呼ばれる．Kはダイアライザの尿素クリアランス，tは透析時間，Vは体液量である．

尿素のように体内溶質分布が均一であると仮定できる場合は，体液を一つの入れ物と考える1プールモデルがあり，不均衡分布の場合は，二つの入れ物と考える2プールモデルがある．

おわりに

50数年前は実験的治療であった血液透析は，劇的な進化を遂げ，現在では一般的な治療法として確立され，2009年12月末現在，日本の慢性血液透析患者数は約29万人であり[5]，今後も血液透析を施行する患者の増加が予測される．現在の血液透析は，腎臓の機能をすべて満たしたものではなく，単に病因物質を除去することに主眼をおいた方法であり，拡散と濾過の原理を用い，大量の透析液と大きな装置が必要である．特別な技術革新がないかぎりこのシステムを変更することは不可能に近いと思われるが，少なくとも5年後，10年後の血液透析では，使用透析液量の減少，装置の小型化，ダイアライザ・血液回路の一体化および小型化などの開発が進み，携帯型人工腎臓に近いシステムになることを望む．

文 献

1) Abel, J. J., Rowntree, L. G. and Turner, B. B.：On the removal of diffusible substances from the circulating blood of living animals by dialysis. J. Pharmacol. Exp. Ther. 1914；5：275-316
2) 渋沢喜守雄，丹後淳平，西沢康男，他：人工腎臓の臨床的経験．臨床外科 1956；11：1-16
3) 内野順二，吉田豊彦：水処理の実際．日本臨牀 2004；62(増刊号5)：126-132
4) Brescia, M. J., Cimino, J. E., Appel, K., et al.：Chronic hemodialysis using venipuncture and a surgically created arteriovenous fistula. N. Engl. J. Med. 1966；275：1089-1092
5) 日本透析医学会統計調査委員会：わが国の慢性透析療法の現況（2009年12月31日現在）．透析会誌 2011；44：1-36

（江村　宗郎）

〔初出：臨牀透析　vol. 23　no. 5　2007〕

第Ⅰ章 血液透析療法

❷ 高ナトリウム透析 [High sodium dialysis]

Key words 高ナトリウム透析，plasmarefilling，ナトリウム濃度，不均衡症状

■ はじめに

　血液透析は，体内に過剰に溜まった水分や尿毒症物質を除去し，電解質や酸塩基平衡を是正する治療である．短時間で体内の是正を行うため，水分や電解質の変化は非生理的になり，血圧低下などの不均衡症候群がしばしば出現する．透析患者の増加に伴い，高齢者，糖尿病患者，合併症の多い患者，自己管理不良の患者などが，血液透析での不均衡症状の増加に拍車をかけている．

　不均衡症状のなかで，とくに透析中の血圧低下には難渋する．血圧低下の原因は，水分除去や体外循環に伴う循環血漿量の減少，溶質除去による血漿浸透圧低下に伴う血管内水分移動（plasmarefilling）の阻害，循環血漿量減少に伴う心血管系の反応低下などである．血圧低下によって透析が困難となれば透析不足が生じる．血圧低下を防止し，除水を効果的に行える方法に高ナトリウム透析がある．

1 透析液ナトリウム濃度の変遷

　透析療法が開始された1960年代は，透析膜の透水性が低く，限外濾過に伴うナトリウム除去は不十分であった．そのため，透析液ナトリウム濃度は正常血清ナトリウム濃度より低く，132 mEq/l 程度に設定されていた．血清濃度より低い透析液を用いて，濃度勾配に基づく拡散によってナトリウムを除去していたのである．しかし，低ナトリウム透析液は透析中の血圧低下を生じやすいため，透析液ナトリウム濃度の上昇が望まれていた．その後，透水性の高い透析膜の登場により透析液ナトリウム濃度は 135 mEq/l まで上昇した．これと同じくして，1回，8時間程度行われていた治療が5時間以下の治療になるに従い，単位時間当りの除水量も増加したため，それに伴う血圧低下の頻度が増加した．血圧低下を起こしにくい透析液ナトリウム濃度のさらなる上昇が求められ，ナトリウム濃度

140 mEq/lの透析液が一般に使用されるように至った．

さらに高いナトリウム濃度の透析液を使用することで血圧低下の予防効果があることが認められているが，ナトリウムの出納には個人差があって，患者によって口渇や血圧上昇などが発生することがあり，多人数で使用する透析液に適応することは困難である．糖尿病症例や高齢者，自己管理が難しい症例が増加すると多人数透析液供給装置による画一的なナトリウム濃度の透析液を用いることは適切とはいえず，症例に応じたナトリウム濃度を選択することが望ましくなっている．

2 原 理（図1）

高ナトリウム透析の原理は，透析治療中の血漿量の減少を抑えることに尽きる．ヒトの体液分布は，体重の6割が水分であり，その分布は，細胞内液：細胞外液が2：1となっている．細胞内液・細胞外液間の水の移動は血漿浸透圧との差によって規定されており，細胞外液ではナトリウムイオンがおもなイオンであるため，血漿浸透圧はナトリウムイオン濃度に強く依存する．

ここで，高張な食塩水と等張な生理食塩水を生体内に投与したときの細胞内外液の変化を考えてみる．高張な食塩水を投与した場合，浸透圧を維持するように，細胞内液から細胞外液へ水分が移動する．一方，等張な生理食塩水を投与した場合には，細胞外液の血漿浸透圧は変化せず，細胞内外の水の移動は生じず，細胞外液のみが増加することになる．

このことから，細胞外液と同濃度のナトリウム濃度の透析液を用いた場合には，細胞外液浸透圧の変化は起きず，同じく循環血漿量は変動しないが，ナトリウム濃度が高い透析液を使用すると，体内血漿量を増加させることができる．

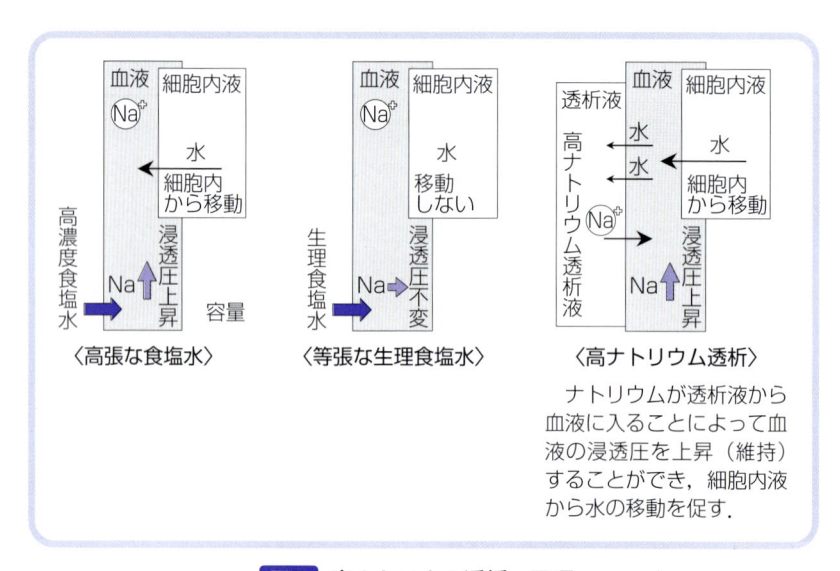

図1 高ナトリウム透析の原理

3 種　類（図2）

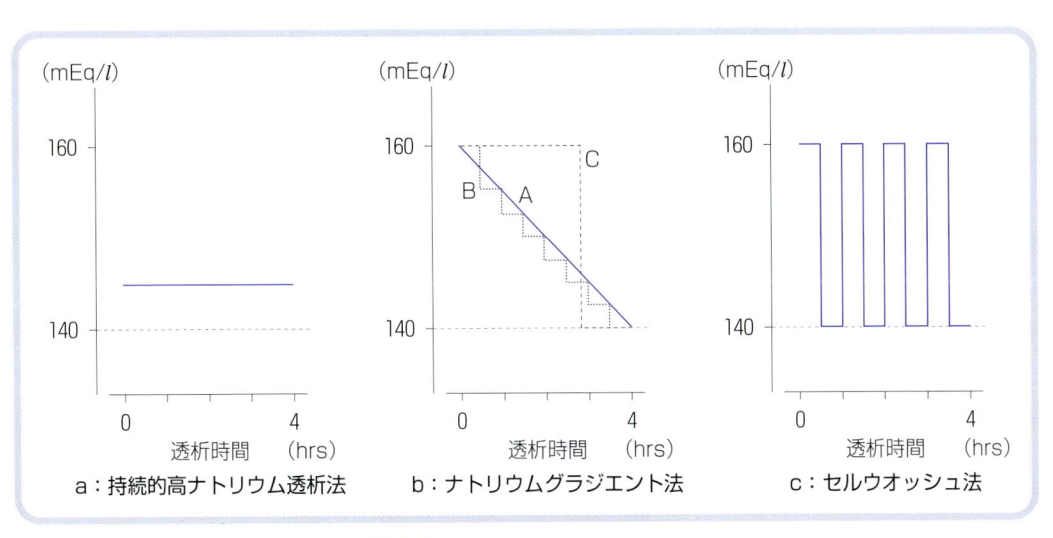

　高ナトリウム透析の定義は文献や書籍によって若干異なるが，一般に透析液のナトリウム濃度を 145 mEq/l 以上に設定した透析を高ナトリウム透析と呼ぶことが多い．文献[1]によると透析液と血清のナトリウム濃度に 4 mEq/l 以上の差がないと血清ナトリウム濃度は低下すると報告されており，血清ナトリウム濃度が 140m Eq/l の患者に高ナトリウム透析を行うには 144 mEq/l 以上が必要である．高ナトリウム透析の代表的な方法は，持続的高ナトリウム透析法，ナトリウムグラジエント法（Na gradient 法，sodium gradient 法），セルウオッシュ法（cell wash 法）などがある．

▶ 1. 持続的高ナトリウム透析法

　透析液のナトリウム濃度を 145 mEq/l 以上の一定した濃度で透析を行う方法である．この方法ではナトリウムの除去量が低下し，透析終了時の血清ナトリウム濃度が高くなり，ナトリウム貯留の原因となりうる．そのため，口渇や透析間での血圧上昇を引き起こしやすい．口渇は透析間の体重増加を招き透析時の不均衡症状を増大させるため，より厳密な塩分管理が必要となる．また，次回の透析

図2 高ナトリウム透析の種類

a：ナトリウムを一定濃度上昇させて透析終了まで使用する．
b：ナトリウム濃度が高いところから始める．いくつかのパターンがある．
　Bは段階的に濃度を低下させ，終了前には通常濃度まで下げる．Cは高い濃度をある程度行い，通常濃度まで下げる．どちらも，ナトリウム濃度が高いときに除水を多く行い，後半に向けて除水を低下させていく．
c：高い濃度と通常の濃度を交互に行う．濃度が高いときに除水を行い，濃度が低いときには除水を抑える．終了前には濃度を下げておかなくてはならない．

開始時の血清ナトリウム濃度が高くなることで，高ナトリウム透析の効果が弱くなる．

▶ 2．ナトリウムグラジエント法（Na gradient 法，sodium gradient 法）

透析開始から透析終了までの間で透析液のナトリウム濃度に勾配をもたせる方法である．透析開始時から終了に向けて濃度を上昇させる場合と，高い濃度から下降させる場合がある．後半濃度を上昇させると，循環量の維持に有利であるが，終了時のナトリウム濃度が高くなりナトリウム貯留を起こしやすい．そのため，通常透析開始時の透析液ナトリウム濃度を高く設定し，その後は透析中に暫時低下させて，透析終了時には，通常のナトリウム濃度に戻す方式がとられる．透析液のナトリウム濃度初期設定値や，ナトリウム濃度が通常濃度に戻る間の時間，濃度変化の単位時間などによってさまざまなパターンが存在している．

高ナトリウム透析時に細胞内の水を血中に移行させて十分な除水を行い，透析終了時に近づくにつれ血清ナトリウム濃度を正常化することで，持続的高ナトリウム透析法の欠点であるナトリウム除去不足を解消できる．

▶ 3．セルウオッシュ法（cell wash 法）

透析開始時から高ナトリウム濃度の透析液と，通常のナトリウム濃度の透析液または低ナトリウム濃度の透析液を間欠的に交互に使用する方法である．細胞内の水分を除去すると同時に細胞を洗浄する効果があるとしてこの名がつけられた．

間欠的に高ナトリウム透析と通常の透析または低ナトリウム透析を行い，高ナトリウム透析のときに積極的に除水を行い，通常透析や低ナトリウム透析のときには除水速度を下げる．ただし，透析終了時には通常濃度か低ナトリウム濃度の透析液で透析を行い，血中のナトリウムを除去し，正常値まで下げる必要がある．

4 適　応

高齢者や糖尿病など除水に対する血管反応性の低下した症例や，体重増加による溢水状態の症例で，透析中に血圧が低下し除水や治療の継続が困難な症例に有効である．原理で述べたとおり，循環血漿量の変化が少なく，透析中の血圧低下を防止しつつ適正な体重まで除水が可能になる．また，高ナトリウム透析は不均衡症状に対しても有効なため，透析導入時などに適応させる場合もある．

ただし，低アルブミン血症や心機能低下をきたしている症例，塩分摂取がとても多い患者などでは，高ナトリウム透析が有効に作用しない場合が多い．血圧低下のみではなく，患者の状態によって高ナトリウム透析を検討しなければならない．

5 注意点

▶ 1. 水分管理，塩分管理

　透析での除水が可能だからといって制限を緩めるわけではない．高ナトリウム透析にかかわらず，水管理と塩分管理は行わなければならないが，高ナトリウム透析を行う患者では，とくに厳しく指導する必要がある．透析間での塩分摂取が多いと，透析開始時の血清ナトリウム濃度が高くなってしまい，高ナトリウム透析の効果が出にくい．血清のナトリウムが透析によって上昇することで低血圧を防止しているのであって，血清ナトリウム濃度が高い場合は，効果は少なく，かえって血圧低下を起こしやすい状態となる．また，ナトリウム除去が不足し，血圧上昇や口渇を認めることがあるため，高血圧では降圧薬の増加，口渇による飲水では透析間での体重増加の原因となる．透析間での体重増加は，次回の透析時に大量の除水を行わなければならず，結局血圧低下を招きやすくなる．また，降圧薬の使用も同様である．本来水分管理が難しい症例が多いことも事実ではあるが，効果が低くならないよう，塩分管理・水管理は厳しく行う必要がある．

　さらに，ある程度の除水を見越してナトリウムの出納は行われているので，透析での総除水量が極端に減った場合，ナトリウムの除去不足になりやすい．その場合には，ナトリウム濃度や時間の変更，高ナトリウム透析自体を考慮すべきである．

▶ 2. 治療中の注意点

　治療中の注意点としては，高ナトリウム透析で血圧低下がすべて防げるわけではないことを認識しておきたい．高ナトリウム透析を選択する患者は，本来血圧低下を招きやすい患者であるため，透析中の頻回な血圧測定や観察が必要である．また，透析中にしばしば発生する高血圧に対しても，頻回な血圧測定や観察が重要である．状態に合わせて除水速度やナトリウム濃度の検討を行う．

　ナトリウムグラジエント法，セルウオッシュ法では，ナトリウム濃度の変更が必要となるため，ナトリウム濃度のチェックやナトリウム濃度の変更のタイミングを必ずチェックする．あらかじめ決められた変更点で必ず変更するとともに，除水速度や濃度をチェックをする．また，除水速度の変更を行う場合にも，決められた点で変更を必ず行う．各設定をこまかく変更する必要がある．専用のナトリウムインフューザーを使用したほうが安心である．ナトリウム濃度や除水速度の変更など，透析装置に内蔵もしくは連動するナトリウムインフューザーを使用して，除水速度の変更も含めて一括管理することが望ましい．

おわりに

　透析中の除水は，わずか体重の8％程度である血液，しかも血漿から行うことになるが，水分は全身の体液中に存在する．つまり，血漿量を低下させ，血管

内へ細胞内に溜まった水分の流入を促して水分を除去している．水分移動が除水速度より劣れば，循環血漿量が減り血圧は低下する．そのため，循環血漿量を低下させずに除水を行える高ナトリウム透析が効果的に行われてきた．

透析中頻回に血圧低下を起こす症例には高ナトリウム透析が有効な場合が多い．また，ナトリウムインフューザーを搭載可能な装置もあり，計画的な濃度変更や除水変更が行いやすくなっている．適応症例ならば導入を検討すべきであろう．ただし，ナトリウムの貯留など副作用の問題もあることを念頭に置き，血液検査や血圧，透析間での塩分摂取を十分監視指導することが必要である．高ナトリウム透析には一定の方法が確立しているとは言い難いが，患者個々での条件設定を考察することで，ナトリウム貯留などの問題も解決できる．

引用文献
1) 木村玄二郎：高Na透析患者の水とNa代謝．医学のあゆみ 1982；123：711

参考文献
1) 前田憲志：透析液Na濃度の変遷とその理由．透析ケア 1996；2：1073
2) 川西秀樹：透析液―カルシウム・ナトリウム．臨牀透析 1990；15：31
3) 飯田喜俊，二瓶 宏，秋澤忠男，他編：血液浄化療法事典．p.157, 1999, メディカル・サイエンス・インターナショナル，東京
4) 北村 真：透析液ナトリウム濃度変化と合併症．透析ケア 1998；4：722

（田代　嗣晴）

〔初出：臨牀透析　vol. 23　no. 6　2007〕

③ 低温透析 [Hypothermal dialysis]

Key words　低温透析，低血圧症，透析低血圧症，ECUM

はじめに

　透析中の低血圧症は，どこの透析施設においてもよく経験することである．その発症時期によって，透析前期（透析開始1時間以内）と透析後期（透析終了1時間前）に区別され，その原因が異なる．前者の原因としては，おもに体外循環に伴う循環血液量低下に対する血管収縮反応の低下とされる[1]．この背景には，透析患者の高齢化や糖尿病性腎症による透析導入患者の増加がある[2]．後者は不十分な末梢血管収縮反応もしくはplasma refilling rate不足が考えられるとされている[1]．また，後者のような透析中の低血圧は透析低血圧症とも呼ばれ「透析中になんらかの処置を必要とする低血圧」と定義され，分類される[3]．透析後期に起きる低血圧症の対策について表1に示す．

　透析中に起きる透析低血圧症に対し，通常の透析液温度より1〜2℃低い温度設定で施行する低温透析が有効で，その発症頻度を減少させると報告されてから約20年が経つ．Maggioreら[4]は，透析低血圧症に対し，透析液の温度を35.0±0.5℃で行う低温透析によって，透析低血圧症の頻度が1/3に減少し効果があったことを報告している．この低温透析の根拠となったのがECUM（extracorporeal ultrafiltration method）であるとされる．ECUM施行中，循環動態が安定している理由の一つに，体外循環中の血液温度が33.1℃と低温であるためと考えたからである．

　透析低血圧症の発現は，計画どおりの除水がされないばかりか，透析治療の中断または中止を余儀なくされ，患者のQOL（quality of life）を著しく低下させることがある．このような事態に陥る前に，特別な装置を使わずに，透析装置の操作で施行できる低温透析について，施行中の注意点および観察ポイントなどを紹介する．

表1 透析後期におきる低血圧症に対する対策

1. 末梢血管収縮反応によるもの
   1) 低温透析
      ・透析液温度を低温の 35.0±0.5℃で透析を行うと血圧低下の頻度が減少する[4]
   2) AFB（無酢酸透析）への変更
      ・肝障害による酢酸不耐症が疑える場合
      ・透析液中に含まれる酢酸により血管拡張作用が生じる
      ・透析困難症の患者に対し，AFB 施行により透析中の処置介入回数が有意に減少した[6]
   3) 昇圧薬（血管収縮薬）の使用
      ・リズミック®（amezinium）：10～20 mg/day，透析開始時または終了2時間前に1回 10 mg 経口投与
      ・ドプス®（droxidopa）：200～600 mg/day，透析開始 30～60 分前に 200 mg 経口投与
2. plasma refilling rate 不足によるもの
   1) 高ナトリウム透析
      ・透析液ナトリウム濃度 145～155 mEq/l 透析を行うと血圧低下に有効
   2) 高浸透圧液注入
      ・マンニトール®液：10～20 ml/kg×体重を透析中持続投与
      ・グリセオール®液：100～200 ml/hr で透析中持続投与
   3) 血液濾過[9]

〔鈴木利昭，他：臨牀透析　1993；9：1100-1102[1] より改変・引用〕

1 低温透析が透析低血圧症を改善する生体のメカニズム

　透析患者の低血圧症には，日常的に低い常時低血圧症と透析治療中に発現する透析低血圧症に区別され，そのメカニズムには，両者に自律神経-血管の機能障害による循環調整能の低下が密接に関係している[5]．透析低血圧症を発症する原因と機序について図に示す．

　低温透析が透析低血圧に有効とされる理由は，生体内が低温になることで，血圧維持のため，交感神経を刺激およびカテコールアミン放出により末梢血管を収縮させると考えられている[7]．しかし，通常透析と低温透析施行時での血中カテコールアミンの変動の差が認められないという報告もあり，今後の検討課題である[8]．

　伊丹ら[7]は，深部体温モニターにより，透析液温度 37℃前後の透析では，透析中に深部体温が上昇し，それにより血管拡張が起こるが，低温透析の場合には，体温上昇による血管拡張は起こらないと報告している．

2 適　応

　透析低血圧症には，前述のように，そのメカニズムは，自律神経-血管の機能障害による循環調整能の低下と心拍出量の低下からなる．

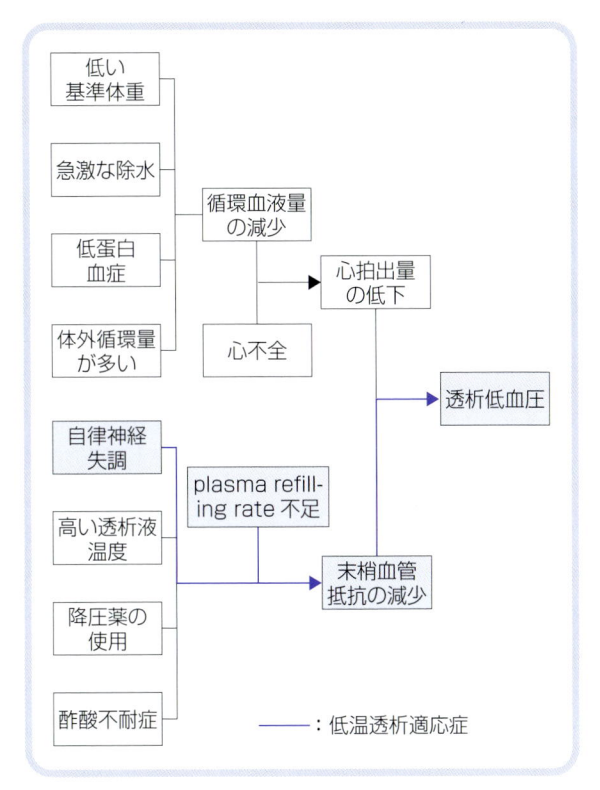

図　透析低血圧の原因と機序

〔新里高弘：血液透析中に出現する血圧異常．Clinical Engineering 2002；13：910-915 より引用・改変〕

　透析低血圧症の原因には，さまざまな原因とそのメカニズムが存在している．これらの原因のなかで，とくに有効と思われる症例は，末梢血管抵抗が減少し，低血圧に陥る自律神経失調症の患者や，糖尿病や高齢に伴う不十分な末梢血管収縮反応および plasma refilling rate 不足の患者が考えられる．また，透析中に，頻回に血圧が下がり，なんらかの対策が講じられている患者に対し，それらの対策と併せて，低温透析を試みることも一つの方策と考えられる．

3 方　法

　透析中の低血圧が頻回に認められる症例に対し，すぐに低温透析を始めずに，まず，食事指導による透析間体重増加率の是正，除水速度の調整，基準体重の適正化，体外循環量の見直し，透析液温度（37.0℃以下へ下げる）の変更，低アルブミン血症の是正，透析日の降圧薬の中止などを検討する必要がある（**表2**）．その後，腋下体温が透析液温度より低ければ，低温透析を試みる．

　初回の低温透析施行時の温度設定は，透析開始時は 36.0℃に設定し，30 分おきに透析液温度 0.5℃間隔で 34.0℃まで低下させる．透析液温度の降下途中に，血圧低下の回数の改善や寒気が出現した時点で，その温度を維持し経過観察する．

表2 低温透析実施前の透析低血圧症の対策

原　因	対　策
1. 過度な体重増加率	食事指導による透析間体重増加率の是正
2. 急激な除水速度	除水速度の調整
3. 低い基準体重	基準体重の適正化
4. 過剰な体外循環量	ダイアライザ面積を小型化 血液回路の血液充填量の最小化 アルブミン液や血液によるプライミング
5. 高い透析液温度	透析液温度を37.0℃以下へ変更
6. 血漿浸透圧の低下	食事指導による低アルブミン血症の是正 グリセオールの持続注入 高ナトリウム透析
7. 降圧薬の使用	透析日の降圧薬の中止

　次回の低温透析からは，腋下温度より0.5℃低い透析液温度で設定し，0.5℃間隔で効果が認められた温度まで，徐々に下げていき経過観察を行う．

　低温透析の効果を上げるためには，日々変動する体温測定が重要であり，必ず腋下体温より低い透析液温度の設定で，透析を開始することである．

4 副作用

　悪寒・振戦や震えなどの不快な症状がみられることがあるが，重篤な副作用は報告されていない．このような不快な症状が現れたときには，温度の下げすぎに注意が必要である．

おわりに

　低温透析は通常温度の透析に比べ，透析中の血圧低下の頻度が減少する．これは，深部血管抵抗の維持または高値により，透析中の除水による血中の膠質浸透圧の上昇とともに，plasma refilling rateが高値となり，内・外細胞間による体液の移行がスムーズに行われ，血圧が安定に維持されると考えられる．

　低温透析は，装置の温度調整のみで簡単に行えることから，透析中の低血圧に対し，他の対策と併せて，一度は試みるべき方法だと思われる．

文　献

1) 鈴木利昭, 三浦　明, 新井浩之, 他：血圧上昇・低下. 臨牀透析　1993；9：1100-1102
2) 日本透析医学会統計調査委員会：わが国の慢性透析療法の現況（2004 年 12 月 31 日現在）. 透析会誌　2006；39：1-22
3) 長井一高, 土谷　健, 秋葉　隆：血圧異常に対する透析治療の工夫. 腎と透析　2004；56：107-112
4) Maggiore, Q., Pizzarelli, F., Zoccali, C., et al.：Effect of extracorporeal blood cooling on dialytic arterial hypotension. Proc. Eur. Dial. Transplant. Assoc.　1981；18：597
5) 田尻正記：低血圧. 臨牀透析　1988；4：213-218
6) 菊地　勘, 潮平俊治, 石森　勇, 他：HD または HDF 中に血圧不安定な患者が Acetate free Biofiltration（AFB）への変更で, 従来の治療と比較し血圧が安定するか. 腎と透析　2006；61（別冊 HDF 療法 '06）：210-212
7) 伊丹儀友, 大平整爾：低温透析の実際. 臨牀透析　2003；19：195-202
8) 千葉栄市, 沢岡憲一, 大村清隆, 他：慢性血液透析症例における低温透析の有用性. 臨床体温　1990；10：69-76
9) Maggiore, Q., Pizzarelli, F., Sisca, S., et al.：Blood temperature and vascular stability during hemodialysis and hemofiltration. Trans. Am. Soc. Artif. Intern. Organs　1982；28：523-527

（三浦　明／鈴木　利昭）

〔初出：臨牀透析　vol. 23　no. 8　2007〕

第Ⅰ章 血液透析療法

④ 無酢酸透析 [Acetate-free dialysis]

Key words 無酢酸, クエン酸, カーボスター

はじめに

透析液のアルカリ化剤には重炭酸と酢酸が用いられ、透析療法の時代背景とともに変遷してきた。創成期には Kolff が重炭酸を用いたが、高い pH（ピーエイチ）による炭酸塩の析出などの問題から不安定な透析液であった。その後、1964 年に Mion らが酢酸をアルカリ化剤に用いる可能性について報告[1]し、1960〜1970 年代は酢酸透析液が使用された。しかし、酢酸の負荷が生体の代謝能を超えると、酢酸不耐症を呈することから生理的な buffer である重炭酸へと再移行したが、現状の重炭酸ソーダ（重曹）透析液は少量の酢酸を含有する含酢酸重曹透析液（従来型透析液）である。そこで、組成中に酢酸を含まない無酢酸重曹透析液（無酢酸透析液）としてカーボスター®〔味の素ファルマ（現 味の素製薬）〕が開発された。

1 酢酸による生体への影響

従来型透析液には、A 原液中の殺菌効果と希釈調整後の透析液 pH を安定化する目的で 6〜10 mEq/l の酢酸が添加されている。酢酸は、内皮細胞や単球に作用し、サイトカインの放出による慢性炎症や、一酸化窒素合成酵素（nitric oxide synthase；NOS）の産生に関与する。NOS は、L-アルギニンを L-シトルリンへと変換する際に一酸化窒素（NO）を合成する酵素で 3 種類のアイソフォームがあり、酢酸はマクロファージや血管平滑筋に存在する誘導型 NOS（i-NOS）の発現を惹起する。これらの作用により血管は拡張し、治療中の血圧低下の一因となる（図 1）。斎藤らによればヒト臍帯静脈内皮細胞を用いた実験で、3 mEq/l の酢酸でも i-NOS が有意に発現し、同様に透析患者の単核球において interleukin-6 の上昇が確認されている[2,3]。

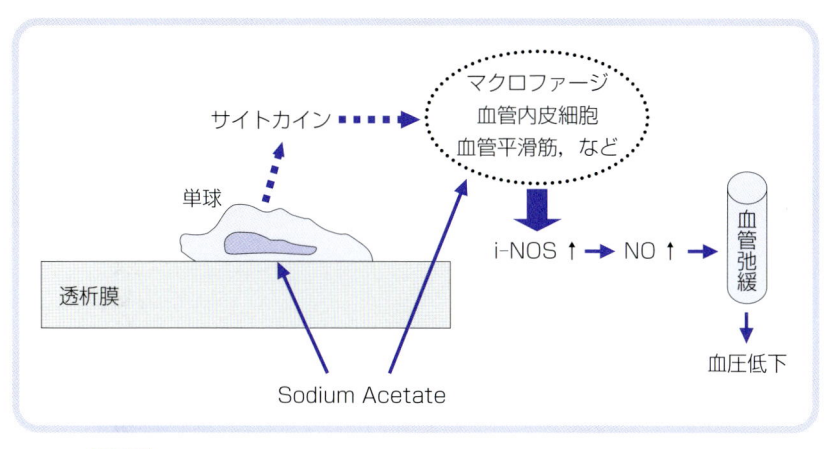

図1 酢酸によるサイトカインおよび i-NOS の産生とその影響

表 カーボスターと既存重曹透析液の組成

〈カーボスター〉

	Na$^+$	K$^+$	Ca^{2+}	Mg^{2+}	Cl$^-$	HCO$_3^-$	ブドウ糖	浸透圧
A剤	105	2.0	3.0	1.0	111		1.5 g/l	228 mOsm/l
B剤	35					35		70 mOsm/l
A剤＋B剤※	140	2.0	3.0	1.0	111	35	1.5 g/l	298 mOsm/l

※：pH 調節剤由来のクエン酸（citrate^{3-}）2 mEq/l を含む．

〈既存重曹透析液との比較〉

	Na$^+$	K$^+$	Ca^{2+}	Mg^{2+}	Cl$^-$	HCO$_3^-$	CH$_3$COO$^-$	ブドウ糖
カーボスター	140	2.0	3.0	1.0	111	35	—	1.5 g/l
キンダリー AF-2号	140	2.0	3.0	1.0	110	30	8	1.0 g/l
リンパック TA-1	138	2.0	2.5	1.0	110	28	8	1.0 g/l

（mEq/l）

2 無酢酸透析液（カーボスター）の特徴

　無酢酸透析液の組成を**表**に示した．無酢酸透析液は従来型透析液と比べ，①成分中に酢酸をまったく含まない，②重炭酸濃度が 35 mEq/l と高い，③ pH 調節剤としてクエン酸を含有する，などの特徴がある．この従来型透析液と異なる組成のため，発売当初はその使用にあたりいくつかの懸念が存在した．

▶ 1. 装置部材に与える影響

　従来型透析液の A 原液の pH が 4～5 に対し無酢酸透析液の A 原液は pH 2～2.5 と低く，透析装置に使用されるステンレス鋼（SUS）などの金属部材やゴム・樹脂部材の劣化および腐食が考えられた．SUS を A 原液に浸漬し，SUS の成分である鉄，ニッケル，クロムの溶出を調べたところ，従来型透析液に比べ無

酢酸透析液で溶出量は高値を示した．しかし，現在の透析装置ではA原液に接液する流路配管には耐腐食性の高いSUS 316などが用いられ，長期臨床使用（24カ月）した個人用透析装置においても不具合はなかった．また，ゴム・樹脂部材の浸漬実験では，検討したすべての樹脂部品に劣化はなく，ゴム部材の寸法変化は±2％以内と計測時の誤差範囲内であった．

▶ 2. A・B原液の粉末製剤

無酢酸透析液のA粉末製剤では，吸湿による粉末の固化や塩化水素ガスが生じる問題があった．ホッパー式のA粉末溶解装置においては，スクリュー先端部に粉末固着を生じるが，定期的にメンテナンスを行うことで運転状況への影響を避けることができる．また，ヒーターを設置した固着防止機能を有する溶解装置が開発されている．溶解時の塩化水素ガス発生については，製剤の改良により，発生量が発売当初の10 ppmから2 ppmへ減少し改善された．

B粉末においては原液濃度が8.17％と高く重炭酸の溶解性を危惧したが，25℃の水温で溶解時間が9分と既存のB原液と同等であった．B粉末溶解後の安定性を5.86％のB原液と比較したところ，密封および開放で保存したときのpHと重炭酸ナトリウム含有量の変化は同程度であることがわかった．

▶ 3. 希釈調製後の高pH

希釈調製した無酢酸透析液はpH 7.5以上を示すため，炭酸塩の析出が懸念された．そこで，カーボスターとAK-ソリタ®・DPを希釈調製し，40℃で保存したときの炭酸塩析出を目視で確認したところ，沈澱の生成は同程度であった．実際に無酢酸透析液と従来型透析液を使用した透析装置内のシリコンチューブを比較したところ目視では差がなく，走査型電子顕微鏡（SEM）による観察でもシリコンチューブ内壁の炭酸塩析出は同等であった．このことから，透析液中に発生する炭酸塩析出は従来型透析液と同程度であり，シングルパスの使用では問題がない．

▶ 4. 濃度調整

透析液の希釈調整方式は装置メーカー各社で異なるが，透析液の濃度は電導度によって監視され，希釈調整後の電導度はB液で3.0 mS/cm，透析液は14.0 mS/cmを目安とする．さらに，濃度調整時にはガス電解質計や浸透圧計が用いられるが，同一検体を6機種のガス電解質計で測定した結果，その値は各社で異なった（図2）．これは，ガス電解質計が血液検体の測定を対象にしており，透析液のような電解液を測定するには不向きなためである．ただし，透析液測定モードを有する分析装置では実測値を補正した換算値が得られる．最近では濃度調整の基本となる基準液の検討がなされており，一部の分析装置メーカーから市販されている．

浸透圧計では透析液で276 mOsm/lを目安とし，重炭酸濃度の実測値とB液

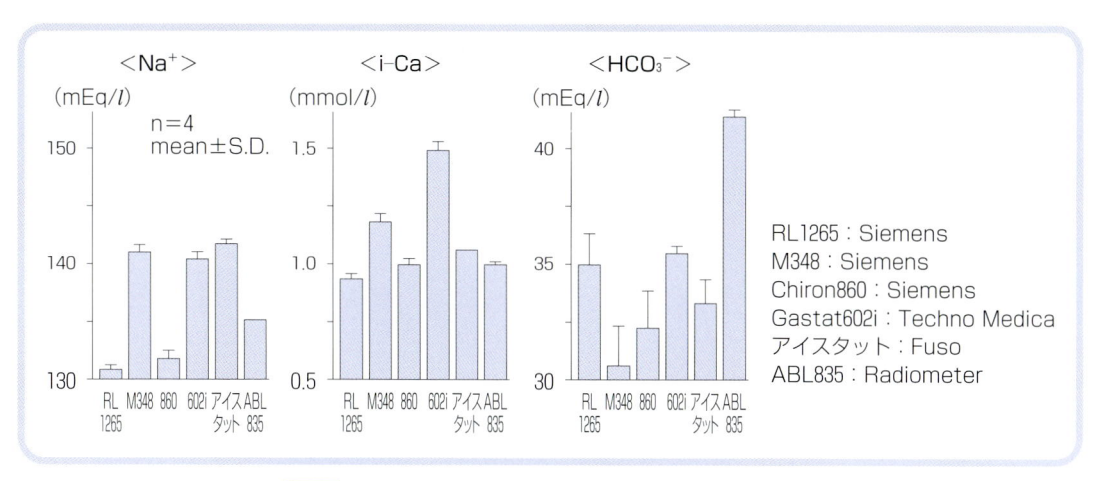

図2 各社ガス電解質計による無酢酸透析液の測定値
（602iは透析液モードを使用した測定値）

の浸透圧からの換算値（浸透圧÷2）は等しいことを確認した．ちなみに，無酢酸透析液の重炭酸濃度理論値は35 mmol/l であるが，実効値はpH調整に添加されるクエン酸の分だけ低く33 mmol/l 程度になる．

▶ 5. カルシウム濃度

無酢酸透析液のイオン化カルシウム（i-Ca〔Ca^{2+}〕）濃度は，A原液中に添加されたクエン酸のキレート作用（金属封鎖）を受ける．そこで，Ca濃度3.0 mEq/l のカーボスターとキンダリー®AF-2号，低Ca透析液であるリンパック®TA-1（Ca濃度2.5 mEq/l）の3種の透析液に氷酢酸とクエン酸を添加し，pHとi-Ca濃度の推移を観察した．添加前のi-Caはカーボスターとリンパック TA-1が1.0～1.1 mmol/l を示し，キンダリーAF-2号に比べて低値を示した．有機酸の添加によるi-Caの推移は酢酸で変化はなく，クエン酸の添加ではすべての透析液で低下し，pHの変化にかかわらずキレートによる影響が考えられた．臨床ではCa濃度3.0 mEq/l の従来型透析液から無酢酸透析液へ切り替えて使用した結果，その前後で血中総Ca濃度に変化はなかった（**図3**）．

▶ 6. 酸化ストレス

無酢酸透析液による酸化ストレスへの影響をフリーラジカル自動分析装置（WISMERLL社製）を用いて検討した．方法は，透析液の抗酸化力を次亜塩素酸の酸化に対する消去能力として測定した．血液酸化ストレス度は，活性酸素・フリーラジカルによる副産物であるヒドロペルオキシドを透析開始前と開始後60分，240分に測定した．その結果，無酢酸透析液は従来型透析液に比し抗酸化力が高く，血液中の酸化ストレスは無酢酸透析液の使用群で低値を示した（**図4**）．

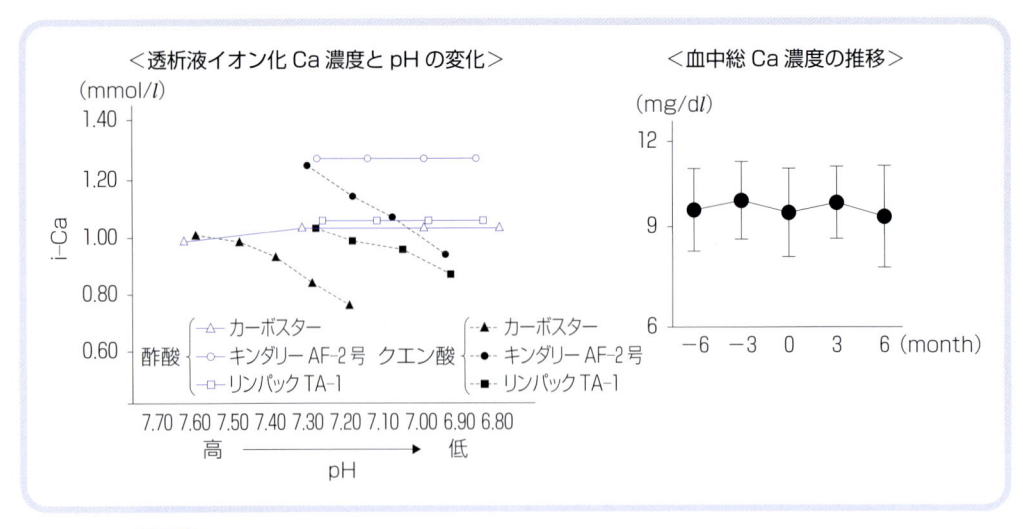

図3 透析液への有機酸添加によるイオン化 Ca の変化と血中総 Ca の推移

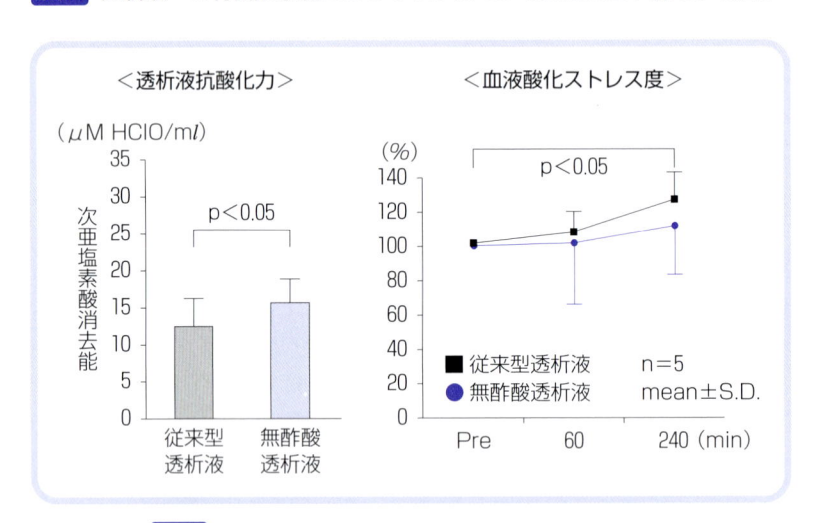

図4 透析液抗酸化力と血液酸化ストレス度の推移

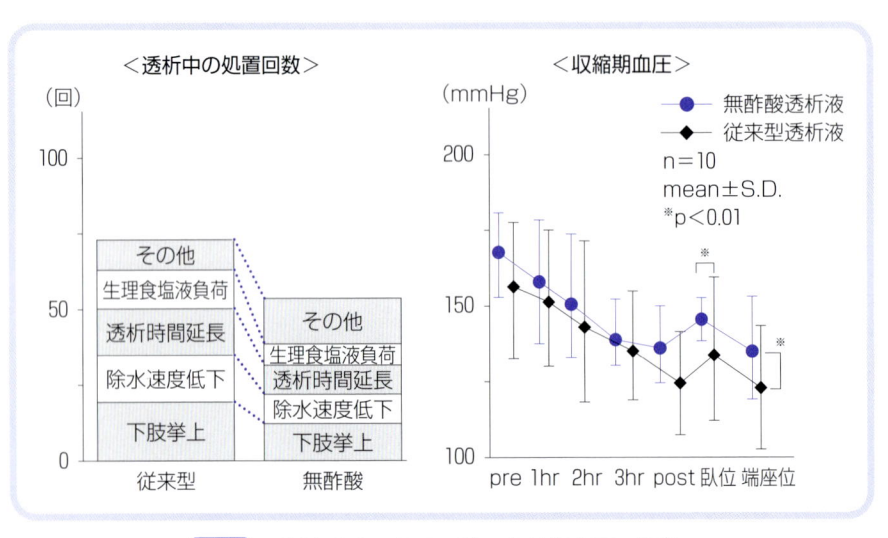

図5 透析治療中の処置回数と収縮期血圧の推移

3 臨床での効果

K/DOQI（Kidney Disease Outcomes Quality Initiative）のガイドラインでは，透析前の血中重炭酸濃度を 22 mEq/l 以上で維持することを推奨している[4]．透析患者 10 名を対象とした臨床使用では，無酢酸透析液への変更後に透析前の血中重炭酸濃度が平均で 22 mEq/l になり，pH の上昇を認めた．体格の小さい患者では，まれに臨床症状を伴うアルカリ化を呈する場合があり，注意を要する．

変更後の臨床症状の改善点では，治療中の処置回数が無酢酸透析液使用群で減少し，透析終了後の収縮期血圧が高めに維持され，起立性低血圧で離床困難な症例の離床が早くなった（図 5）．また，治療中における下肢硬直の頻度が減少した，などであった．そのほか，米国においては，クエン酸濃度の高い無酢酸透析液による抗凝固薬の減量[5,6]や，鉄代謝障害の改善による貧血改善[7]効果などの報告がなされている．

おわりに

無酢酸透析液で懸念された装置部材への影響や装置との適合性に関する問題は，現状においては払拭され安全に使用できる．臨床では，酢酸に起因するサイトカインや酸化ストレスの産生抑制とアシドーシスの積極的な是正により，血行動態の安定化や栄養状態の改善をはかることができ，QOL の向上に，ひいては生命予後の改善につながる．いまや無酢酸透析液は特別なものではなく，従来と同様にスタンダードな使用が可能である．

文　献

1) Mion, C. M., Hegstrom, R. M., Boen, S. T., et al.：Substitution of sodium acetate for sodium bicarbonate in the bath fluid for hemodialysis. Trans. Am. Soc. Artif. Intern. Organs　1964；10：110-115
2) 斎藤　明：酢酸フリー透析剤の臨床効果．日透医誌　2008；23：257-263
3) 斎藤　明：カーボスター透析剤 L.M.P. 循環制御　2008；29：201-206
4) National Kidney Foundation：K/DOQI Clinical Practice Guidelines for bone metabolism and disease in chronic kidney disease. Am. J. Kidney Dis.　2003；42 (Suppl. 3)：S1-S201
5) Tu, A. and Ahmad, S.：Heparin-free hemodialysis with citrate-containing dialysate in intensive care patients. Dial. Transplant.　2000；29：620-623
6) Kossmann, R. J., Callan, R. and Ahmad, S.：Fifty-five percent heparin reduction is safe with citrate dialysate in chronic dialysis patients. J. Am. Soc. Nephrol. 2006；17(Abstract Issue)：109A
7) 倉賀野隆裕：新しいスタンダード「アセテートフリー」透析の可能性．NEO DIALYSIS　2009；3：4-6

（菅野　有造）

〔初出：臨牀透析　vol. 26　no. 5　2010〕

第Ⅰ章 血液透析療法

⑤ 長時間透析 [Long hemodialysis]

Key words　頻回透析，長時間夜間血液透析，診療報酬，QOL

はじめに

　全米多施設共同研究（National Cooperative Dialysis Study；NCDS）[1]）によると長時間透析とは，週3回，1回5時間以上の血液透析（hemodialysis；HD）を指していた．しかしその後，治療方法は時代とともに改良が加えられ，慢性透析患者にとってより良い治療法の開発と治療時間の検討が行われてきた．これらは，長期生存が可能となった患者のQOL（quality of life）のみならず長期透析患者の合併症対策にも長時間透析が有効であるとの考え方からである．現在の長時間透析（治療）法について述べてみたい．

1 長時間治療方法の種類[2)〜4)]

　長時間治療にはいくつかの方法がある（**表1**）．いずれも週単位が主体であるが，隔月2日に1回の透析も実施されている．標準的なHDに比較し短時間（1.5〜3時間）頻回透析（6回/week），短時間連日血液透析（short daily hemodialysis；SDHD），時間制限がない在宅透析などの1回の治療時間が6〜10時間の長時間夜間血液透析（long nocturnal hemodialysis；NHD）などがある．

2 治療時間と治療回数の実際

　2009年12月末の日本透析医学会の統計調査委員会報告では，**図1**[5)]のごとく，約29万人の透析患者の治療法別の透析時間は3.5〜4.5時間未満が74.4％を占めるのに比較し，3.0時間未満〜3.5時間未満13.8％，4.5〜5.5時間未満10.9％，5.5〜7.0時間未満ではわずか0.6％（1,478名）である．長時間透析が全体的に少ないことがわかる．

　『わが国の慢性透析療法の現況』は日本透析医学会統計調査委員会により毎年

表1 さまざまな長時間透析治療法とその例

1. 長時間透析：6時間透析/3回/week
2. 短時間頻回透析：1.5〜3時間透析/6回/week
3. 長時間夜間血液透析（在宅透析）：6時間/3回/weekや，4時間×5回/week，などさまざま

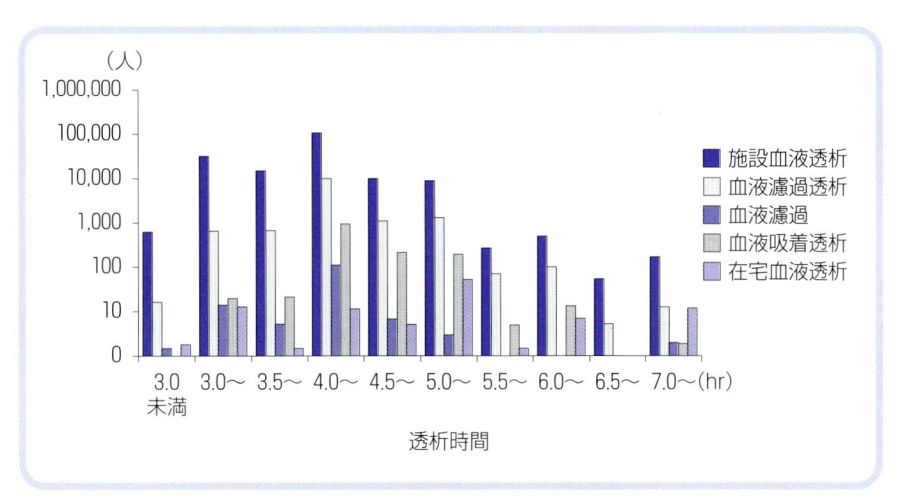

図1 治療方法別透析時間（時間）
（体外循環を用いた透析療法，透析回数週3回）
〔日本透析医学会統計調査委員会：わが国の慢性透析療法の現況（2009年12月31日現在）[5] より引用・改変〕

報告されている．中井は[6]，2002年末の同統計調査資料に基づいて，本邦の透析患者の透析時間の現況について概括している．報告では，1991年以降，施設透析時間は年々短くなっている．一方，患者数は少ないが，在宅血液透析患者の透析時間は施設血液透析患者よりも0.5時間以上長くなっていることを示している（2002年末施設透析患者数：約16万人，平均透析時間：3.97±0.62）．また，透析時間が4時間未満の患者で死亡リスクが高いと報告している．

2009年の日本透析医学会の統計調査委員会報告（**図2**[5]）では，約29万人の透析患者のうち，3回/weekの患者数は全体の96.1％（約24万人）を占めており，4回/weekの患者数はわずか0.2％（400人），5〜8回以上/weekでは45名とほとんどいないことがわかっている．したがって，長時間透析治療が行われているとしてもあくまで3回/weekが基本であり，頻回透析（1.5〜3時間/頻回/week）はほとんど実施されていないことがわかる．

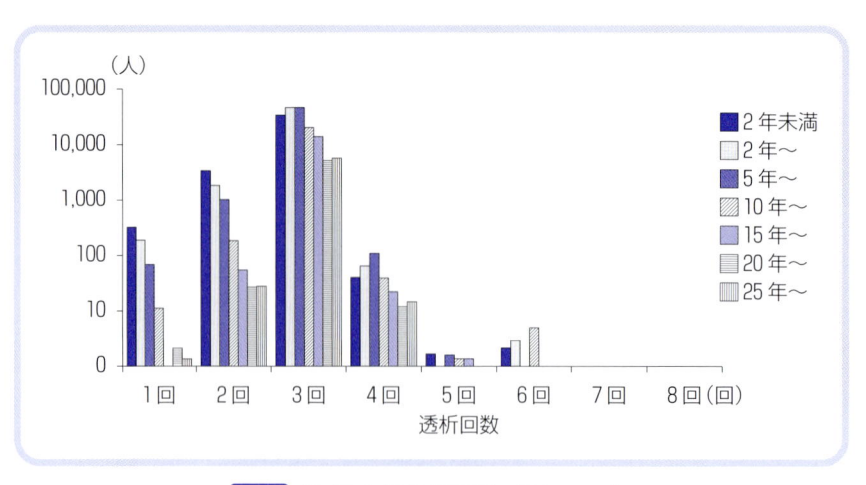

図2 透析歴別週透析回数（回/week）
（体外循環を用いた透析療法）

〔文献5）より引用・改変〕

3 腎臓と透析療法

▶ 1. 腎臓の働き

腎臓の基本的な働きをする構造としてネフロンがある．細動脈から糸球体に血液が入り，濾過され尿細管を通過し濾液の一部は最終的に尿として排出される．

糸球体では腎血漿流量が 100 ml/min と考えると 1 時間で 6,000 ml/hr，1 日ではおよそ 150 l の濾過が行われている（透析液流量 500 ml/min×5 時間＝150 l と同じ）．尿細管では再吸収が行われ，尿としての排出量は 1 ％程度である．しかしながら，腎臓は 1 週間では 168 時間働いているが，血液透析では 1 日 4 時間で 3 回/week と考えるとわずか 12 時間で腎臓の働きの 7 ％にすぎず，6 時間透析でも 11 ％である．

▶ 2. 長時間透析のメリット・デメリット

2007 年 12 月末の日本透析医学会の統計調査委員会報告（図3[5]）では，各治療法の Kt/V を示している．施設血液透析，血液濾過においては 1.0～1.4 までが高い値であるが，補充液使用の血液濾過透析，吸着材併用の血液吸着透析では 1.2～1.6 に集中しているのに対し，在宅血液透析では施設血液透析とは異なり，時間的な縛りがなく長時間の治療が可能であるため一部の患者には，1.8～2.0 と高い透析効率が得られていることがわかる．

長時間透析の検討ではフランスの Tassin で Charra ら[7～9] が行った 1 回 8 時間，週 3 回透析の臨床報告が注目に値する．Charra らは 1960 年 3 月から，悪性高血圧を合併した患者に週 1 回 24 時間の透析による細胞外液の積極的な除去を行った．筋痙攣はあったものの血圧コントロールは可能となった．この検証をもとに 1983 年 Charra らは血液透析患者 445 名に対し，長時間透析を施行したところ，

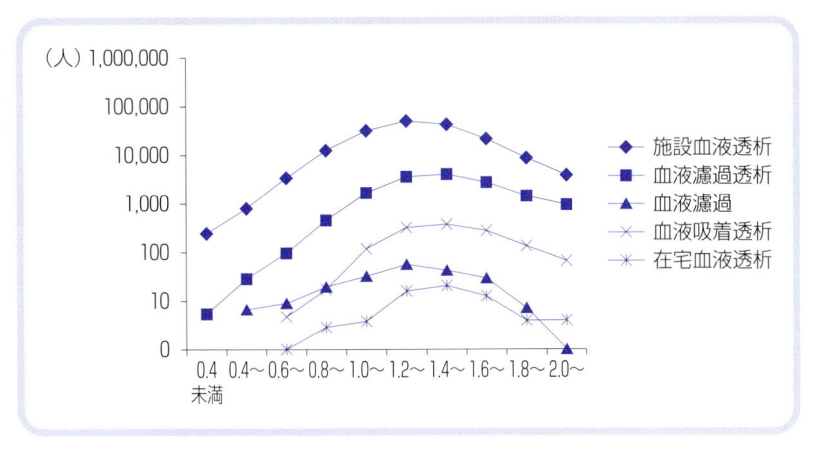

図3 治療方法別 One-pool model による Kt/V
（体外循環を用いた透析療法，透析回数週3回）
〔文献5）より引用・改変〕

表2 「1回6時間以上の長時間透析と限定自由食」治療法の透析条件

食事	限定自由食：過剰なカリウム摂取を控える 1日食塩摂取量　8～12 g 1日たんぱく摂取量　1.0～1.3 g/kg 1日エネルギー摂取量　30～40 kcal/kg/day 透析間体重増加量　3.0～3.5 kg
透析時間	週3回，1回　6～8時間
透析方法	血液透析，血液濾過透析
透析膜	PS膜，CTA膜：1.5 m^2～
透析液	重炭酸透析液，200～400 m*l*/min エンドトキシンを含まない（測定限界以下）
血流量	100～180 m*l*/min

PS膜：ポリスルホン膜，CTA膜：セルローストリアセテート膜
〔金田　浩，他：腎と透析　2008；65（臨時増刊号）：330-335[14]より引用〕

98％の患者について良好に血圧コントロールできた．また，5年生存率87％，10年75％，15年55％，20年43％と優れた成績が得られたことを示した（Kiil dialyzer, Cuprophane, Kt/V 1.67±0.41）．

しかしながら，1981年の血液透析処方効果による患者死亡率についての全米多施設共同研究（NCDS）[1]の報告では，血中BUN濃度平均（TACurea）の高い群で高い疾病率を示すことが明らかとなり，透析量が適切であれば短時間透析でも問題とならないとされた．その後，透析時間に関する生命予後の悪化が認識されることは，しばらくなかった．

政金ら[10]は，透析時間の変更が臨床データに及ぼす影響について6カ月間検討し，透析時間延長（短縮）は透析量の変化によって左右されるが，十分な期間，

指標，治療法など多角的な視点から考慮する必要性を報告している．また，Lowrieら[11]はKt/Vだけで評価するべきではなく他の要素が必要と報告している．

2002年，金田ら[12),13)]は長時間透析＋限定自由食の治療（**表2**）の有効性を提案している．基本的な考え方として，① 死亡率を最小とする治療法が良い治療法，② 高血圧症を含め透析不足に起因する死亡原因をゼロにする，③ 最善の透析治療は一つ，の3原則を掲げている[14)]．実施10年経過後，高血圧と栄養管理を良好に維持することにより透析患者の死亡率が著しく減少したと述べている．

4 長時間透析とQOL

長時間透析を行うことにより，前述のごとく生命予後の改善，血圧低下および下肢痙攣の改善，良好な血圧コントロール，貧血，栄養状態の改善などが報告されている．短時間透析は治療にかかる時間が短縮されるため，患者からの希望も多いことも事実である．

中井ら[15)]は，QOLの客観的指標であるSF-36（MOS Short Form 36 Item Health Survey）を用いた検討で，健康関連QOL（HQOL）と透析時間，透析効率との関連を調べたところ，クレアチニン産生量の低い患者では長時間透析でHQOLは上昇するが，Kt/V_{urea}が高いとHQOLスコアは低くなると述べている．これらの検討から山縣ら[16)]は，低栄養状態の患者では長時間透析による過剰透析が微量元素，水溶性ビタミンの喪失を招く可能性を示唆しているが，透析時間を延長し，緩徐な条件での血液透析が，生命予後だけでなく，HQOLの改善にも有効と述べている．

5 医療費・診療報酬

慢性腎不全治療において診療報酬の改定は治療内容・方法に強く影響を及ぼす．

過去の診療報酬改定において，平成14年（2002年）度には透析治療の標準化が進んだとの観点から，透析時間に応じた診療報酬上の評価は廃止された．また平成18年（2006年）度診療報酬改定では，夜間または休日に実施しても透析が計画的に実施されているため，それらの透析の診療報酬が引き下げられた．これらの背景には，慢性透析患者数の上昇幅はやや縮小しているとはいえ，患者総数は依然として増加し続け，透析医療費を圧迫している事実がある．前述のごとく，1回当たりの透析時間は，3.5時間以上4.5時間未満が74.1％と大半を占めているが，高齢，合併症をもった長期透析患者が，短時間透析を受けると急激に循環状態が変化し，さまざまな臨床症状が出現しやすくなる．こうした事態を避けるため，長時間透析をこれらの患者に施行した場合の診療報酬上の評価を検討することが必要である．

おわりに

生命予後の観点から，長時間透析の有効性はさまざまな角度から検討されてい

る．しかしながら，医療現場での対応は診療報酬上の優位性が認められないかぎり，いっそう難しい状況下にある．

文　献

1) Lowrie, E. G., Laird, N. M., Perker, T. F., et al.：Effect of the hemodialysis prescription on patient morbidity. Report from the National Cooperative Dialysis Study. N. Engl. J. Med.　1981；305：1176-1181
2) 田中進一，武林祥裕，角田隆俊：慢性腎不全合併症に対する血液透析―短時間連日血液透析・夜間連日血液透析．腎と透析　2008；65(臨時増刊号)：324-329
3) 小川洋史：慢性腎不全合併症に対する血液透析―在宅（家庭）透析．腎と透析　2008；65(臨時増刊号)；336-340
4) 飯田喜俊，秋澤忠男，椿原美治 監訳：臨床透析ハンドブック(第4版)．Daugirdas, T. J., Blake, G. P. and Ing, S. T.：Handbook of Dialysis (4th ed.)．2009，メディカルサイエンスインターナショナル，東京
5) 日本透析医学会統計調査委員会：わが国の慢性透析療法の現況（2009年12月31日現在）．2010 (CD-ROM)
6) 中井滋：透析時間の現況．臨牀透析　2005；21：155-160
7) Charra, B., Calemard, E., Ruffet, M., et al.：Survival as an index of dialysis. Kidney Int.　1992；41：1286-1291
8) Laurent, G. and Charra. B.：The Results of an 8 h thrice weekly hemodialysis schedule. Nephrol. Dial. Transplant.　1998；13 (Suppl. 6)：125-131
9) Charra, B.：Does empirical long slow dialysis result in better survival? If so, how and why? ASAIO J.　1993；39：819-822
10) 政金生人，佐々木信弥，黒田泰彦，他：透析時間の変更が臨床データに及ぼす影響．腎と透析　2003(別冊 ハイパフォーマンスメンブレン '03)：13-17
11) Lowrie, E. G., Chertow, G. M., Lew, N. L., et al.：The urea ［clearance×dialysis time］ product (Kt) as an outcome-based measure of hemodialysis dose. Kidney Int.　1999；56：729-737
12) 金田浩：Question：透析時間は4時間でいいの？ Answer：「長時間透析＋限定自由食」の提案．腎と透析　2002；(別冊HDF療法 '02)：71-74
13) 高橋充生，金田史香，春山武，他：長時間透析．臨牀透析　2005；21：161-165
14) 金田浩，金田史香，佐々木芳弘，他：慢性腎不全合併症に対する血液透析―1回6時間以上の長時間透析と限定自由食．腎と透析　2008；65(臨時増刊号)：330-335
15) 中井滋，高井一郎，新里高弘，他：SF36を使った維持透析患者のQOLと透析条件．人工臓器　2000；29：511-516
16) 山縣邦弘，富田知栄，小山哲夫：長い透析時間は患者QOLを阻害するか．臨牀透析　2003；19：1359-1365

（中村　藤夫）

〔初出：臨牀透析　vol. 26　no. 9　2010〕

第I章 血液透析療法

6 短時間頻回透析 [Short daily hemodialysis]

Key words　連日透析，在宅透析，医療経済，間欠治療

はじめに

　透析療法の進歩には目覚しいものがあり，透析患者の予後は著しく改善された．しかし，貧血や高血圧，低血圧，また長期透析にかかわる合併症など，十分に解決していない問題も少なくない．これは，正常な腎臓では1週間で168時間機能しているのに対して，現行の一般的な透析治療は週3回4～5時間，計週12～15時間と，正常な腎臓に比べて1割にも満たない間欠治療であることが大きな原因の一つと考えられる．また，総治療時間以外にも治療頻度（回数）が大きく影響することは，古くからよく知られており，連日透析では，すでに1969年，DePalmaら[1]により著明な低血圧や頭痛の改善など，その効果は報告されている．

　短時間頻回透析は，ここ数年注目を集め，欧米でおもに家庭での実施を中心に多くの成果が報告されるようになってきた．本邦での血液透析の歴史を振り返ると，透析回数が週2回から週3回に移行していったのは1975年頃からのことである．当時，通院日数が増えるため社会復帰率が低下することや保険を含めた費用が増大することなど，多くの問題に対して議論が交わされたが，週3回透析が一般化していったのはその効果からみて当然の結果であった[2]．

　本稿では，患者のQOL（quality of life）や医療経済的な側面から，短時間頻回透析の可能性について考えてみる．

1 定義および種類

　連日血液透析は，週5～7回，血液透析を実施する人工腎治療（daily hemodialysis）と定義され，週6回，1回1.5～2時間施行する短時間連日（頻回）透析（short daily hemodialysis）と，自宅において夜間（睡眠中）に週5～7回，1回8～10時間施行する夜間連日家庭透析（daily nocturnal home hemodialysis）

の二つに大別される[3].

2 原　理

　正常な腎臓が週168時間機能しているのに対して，一般的な透析治療はたかだか週12～15時間程度と，その1割にも満たない時間で施行しており，糸球体濾過の能力に近づけないのは間欠治療の宿命ともいえる．人工腎臓で糸球体濾過を模倣するには，体液の濃度や量の変化を緩徐に保つことが一つの要素になると考えられる．体液の濃度や量の変化の落差が大きければ大きいほど不均衡症状などが発現しやすい．

　図1に短時間頻回透析を週6回，1回2時間，計週12時間と定義して，週2回，1回6時間透析，および週3回，1回4時間透析の週間血中UN濃度の変化をそれぞれ模式的に示した．

　週2回，1回6時間透析よりも週3回，1回4時間透析のほうが，さらに週3回，1回4時間透析よりも週6回，1回2時間透析のほうが週間のUN濃度の最高値と最低値の差が小さくなる．週の総治療時間を同じにするなら，治療を分散して頻度（回数）を上げ，より平均化することが糸球体濾過に近づいた治療であると考えられる．

　図2には，4時間透析での透析前・2時間後・透析後のUN濃度を測定したデータを示した．図からもわかるように，中間の2時間後ですでに大きく低下しており，前半2時間と後半2時間の除去量を分けて計算すると，それぞれ13,080 mg，4,080 mgと，前半でかなりのUNが除去されていることがわかる．短時間頻回透析では，週3回，1回4時間透析の血中濃度が低下して除去量が少なくなる後半分を，血中濃度が相対的に上がっている翌日に同じ時間治療することになるので，全体的な除去量の増大が期待できる[4].

　溶質濃度の代わりに体液量（水分量）をあてはめてみても同様で，頻回に除水

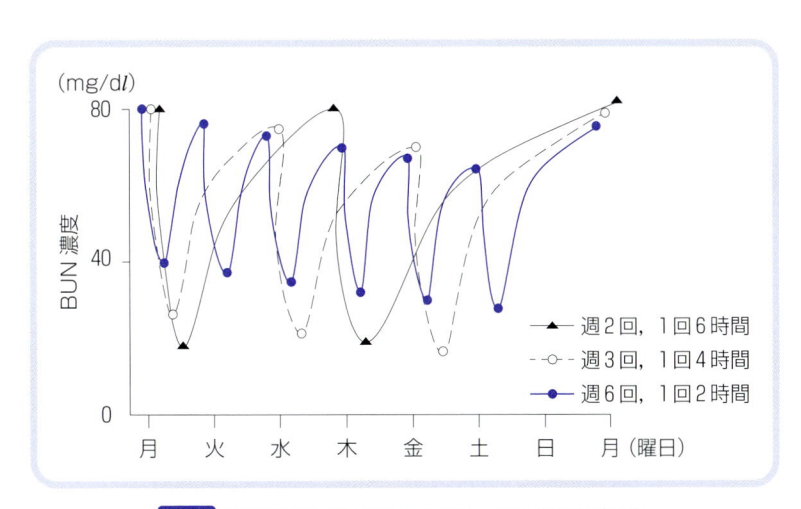

図1 透析頻度（回数）別週間BUN濃度の推移

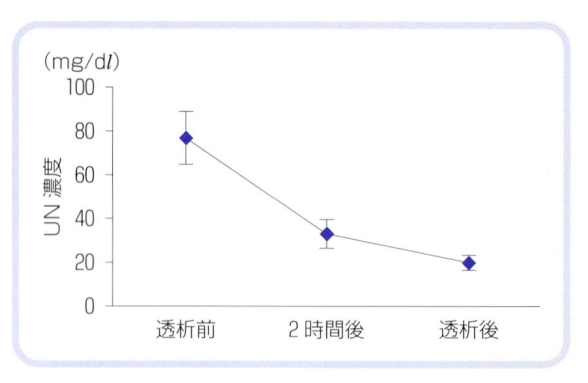

図2 4時間透析でのUN濃度変化（n＝5）

することにより体液量変化が小さくなるため，溢水による高血圧の頻度は下がり，あわせて血圧低下の頻度も下がるものと予想される．すなわち，より無症候な透析が可能になると考えられる．

3 適応・効果

本邦の保険制度は透析回数で制限されており，月に25回程度行う頻回透析は医療経済上困難であるのが本治療法の普及の妨げになっている一つの理由である．

根木らは，心血管系への効果として，降圧薬の減量とともに左室肥大も退縮し，また，食欲の増進から栄養状態の回復が得られ，それに伴い筋肉量が増加してドライウエイトの上昇につながったと報告している[3]．斎藤らは標準透析と短時間頻回透析の比較試験を多施設共同で行った[5]．それによると，標準透析に比べ短時間頻回透析施行時において，ヘマトクリット値の上昇，それによるエリスロポエチンの減量もしくは中止，高血圧の改善，それによる降圧薬の減量もしくは中止，栄養状態の回復によるドライウエイトの増加，KDQOL・SF-36について改善がみられた．また，秋葉らによると，two-pool modelで算出したKt/V[6]は標準透析に比べて10％増加し，UN，クレアチニンに加えてβ_2-ミクログロブリンの透析前値も約30％低下したと報告している[7]．

4 問題点

▶ 1. アクセスの問題

バスキュラーアクセスに関して，斎藤らの報告[5]によると，観察期間12週間ではとくに大きな変化を認めなかったが，頻回（連日）透析ではシャントの使用頻度が2倍に増えるので，長期的にはリスクが高まることが予想される．血圧の安定によるシャント閉塞率の減少が報告[8]されているが，長期にわたる使用は問題を残す．これらについて，新里らにより考案されたボタンホール穿刺は，出血，血腫，感染，瘤形成なども発生しにくいことから，この穿刺法が頻回穿刺の問題点を解決してくれるかもしれない[9]．

▶ 2. コストの問題

医療経済的な側面からは，現在保険適用となるのは通常月14回までと規定されている．短時間頻回透析は月に24～25回行うため，その人件費を含めたコスト増大は大きな問題となる．本邦では，現在29万人を超える透析患者を抱えており，患者数の増加によって逼迫される医療経済を考えると，短時間頻回透析の一般化はきわめて難しい．もし，この治療法が可能になるとすれば，高コストにならないことが第一条件である．

その可能性を探る方法として，一つはダイアライザ・血液回路のリユースが挙げられる．リユースを可能にするためには，洗浄方法などの安全性を確立することが必須になる．米国ではAksys社のAEK-10を用いた連日透析システムが承認されており[10]，一歩進んだ短時間頻回透析治療を行っている．しかし本邦においては，ダイアライザなどのリユースが法的に認められておらず，コスト削減のための大きな障壁となっている．

また，週3回，1回4時間透析と比較して，週当りの透析時間が同じでも準備時間など，前後の時間も含めると装置やベッドの占有時間が長くなる．現時点では施設での短時間頻回治療は困難であり，今後は在宅医療での実施が期待される．また，川西らは在宅で行う短時間頻回治療において，ハード面（装置など）が煩雑で安全性にいっそうの注意を要する短時間頻回血液透析よりも，水処理装置などが不要でシステムがより簡素になる短時間頻回血液濾過（HF）の有用性を報告している[11]．

5 今後の可能性（在宅透析との関連）

短時間頻回透析を施行するにあたって，現時点では患者の通院負担，材料費，人件費，そして医療廃棄物増加によるコストの増大が大きな障壁となっている．リユースは法的規制があるため困難であるにしても，この治療法を長期に実施させるには，在宅での治療がもっとも実現性が高い．米国では一足早く在宅透析システムが市場へ安定供給されており，本邦においても在宅透析専用装置の開発とともにその期待度は大きい．在宅治療が法的にさらに優遇されれば，技術向上とともに，加速度的に使用実績も上がり，短時間頻回透析の有効性が広く理解されるものと思われる．

おわりに

現在の透析療法において，未だ解決されない合併症の頻度を少しでも減少させるためにさまざまな工夫が加えられてきた．本稿の短時間頻回透析をはじめ，夜間長時間透析や，技術別には各種血液透析濾過，吸着療法，他種併用療法など，さまざまな方法が考案されてきた．

しかし，本邦の医療経済的状況を勘案すると，これら多くの血液浄化法はコスト増大につながり，現実的な治療法として新たな保険適用は難しいと考えられる．

今後，本治療法が認められるためには，本治療法によって降圧剤や造血剤が減量できたことを科学的データで示し，医療費削減が具体的に達成できる形でアピールしていく必要がある．

文　献

1) DePalma, J. R., Pecker, E. A. and Maxwell, M. H.：A new automatic coil dialyzer system for 'daily' dialysis. Proc. Eur. Dail. Transplant. Assoc.　1969；6：26-34
2) 申　曽洙, 森顕太郎, 井上聖士, 他：至適 RDT に関する研究 — 第 2 報 — 週 2 回 6 時間透析と週 3 回 4 時間透析の比較．日本腎臓学会誌　1975；17：98
3) 根木茂雄, 柴田真希, 秋澤忠男：連日血液透析．臨牀透析　2005；21：167-172
4) 峰島三千男：連日透析の功罪 — オピニオン 1．臨牀透析　2004；20：813-815
5) 斎藤　明, 越川昭三, 黒川　清, 他：日本における短時間頻回透析の評価．臨牀透析　2000；16：1654-1656
6) Yamada, T., Akiba, T. and Marumo, F.：One-compartment urea kinetic modeling is not acceptable for quantifying the adequacy of hemodialysis：Comparison of a one-compartment model with two-compartment model. Blood Purif.　1996；14：128-135
7) 秋葉　隆：慢性腎不全患者の在宅医療の一方法としての短時間頻回血液透析の研究．平成 8 年度厚生科学研究長期慢性疾患総合事業（慢性腎不全）研究報告．1997
8) Quintaliani, G., Buoncristiani, U., Fagugli, R., et al.：Survival of vascular access during daily and three times a week hemodialysis. Clin. Nephrol.　2000；53：372-377
9) 新里高弘, 中井　滋, 當間茂樹, 他：daily home hemodialysis とブラッドアクセス．臨牀透析　2000；16：1515-1519
10) 越川昭三, 斎藤　明, 秋澤忠男, 他：連日透析システム（AEK-10）による連日短時間血液透析の有効性と安全性の検討（多施設共同試験）．透析会誌　2003；36：1709-1718
11) 川西秀樹：Daily H(D)F の有効性と今後の展望．腎と透析　2005；(別冊)：65-68

（森上　辰哉／申　　曽洙）

〔初出：臨牀透析　vol. 23　no. 9　2007〕

第Ⅱ章 特殊透析

7 処方透析
[Hemodialysis using prescribed dialysis fluid composition]

Key words　処方透析，透析液組成，電解質

はじめに

　現在，市販されている透析液の種類は，剤形（液剤 or 粉末製剤）の違いを含めると優に 30 を超える[1]．これは複雑な腎不全の病態に対処するため，理論的または経験的な見地から透析液組成が変遷した結果である[2]．

　このような多種類の透析液の存在により病態に合わせた使い分けが可能となるが，市販の透析液組成では対応できない症例が存在するのも事実である．年々，糖尿病性腎症や高齢透析導入患者が増加し，透析困難症または長期腎不全患者の心血管系合併症や二次性副甲状腺機能亢進症などの発現頻度が高くなっている[3]．これらの疾患では透析液組成の一部を処方し治療に対応する，いわば処方透析を行わざるをえない．本稿では，各種病態に対応する処方透析の方法について述べる．

1 組成の変更方法

　透析液の処方変更にはいくつかの方法があり，概略を図 1 に示す．処方方式は正式名称ではなく，便宜上，各方法名を記した．

　濃度の調整後は必ず電解質計やガス分析装置を用いて濃度の測定を行い，目的とする治療濃度であることを確認する．

1）調 剤 法
　必要な透析液成分の粉末を調剤・溶解する．

　調剤次第で好みの透析液組成が得られるが，安全性の確保や作製手技に難点がある．

2）薬剤添加法
　市販の透析液に成分粉末または溶液を必要量添加し混合する．成分粉末の添加

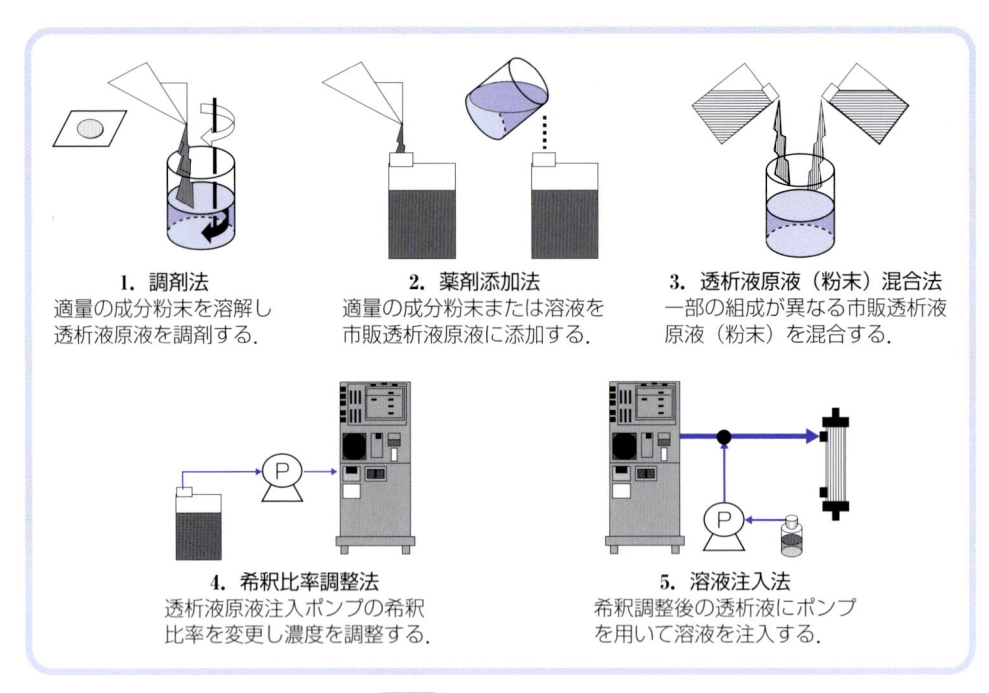

図1 組成の変更方法

1. 調剤法
適量の成分粉末を溶解し透析液原液を調剤する．

2. 薬剤添加法
適量の成分粉末または溶液を市販透析液原液に添加する．

3. 透析液原液（粉末）混合法
一部の組成が異なる市販透析液原液（粉末）を混合する．

4. 希釈比率調整法
透析液原液注入ポンプの希釈比率を変更し濃度を調整する．

5. 溶液注入法
希釈調整後の透析液にポンプを用いて溶液を注入する．

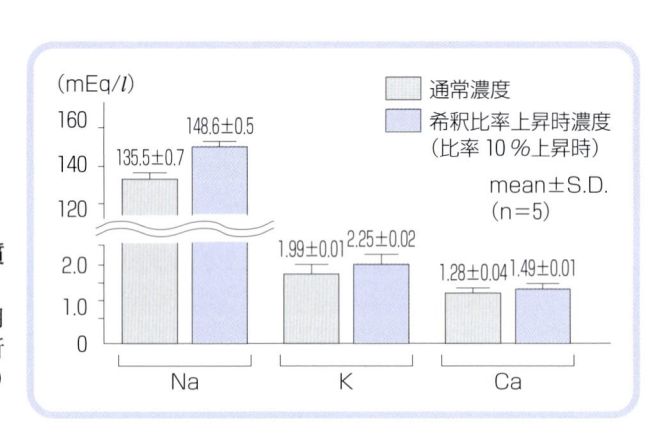

図2 希釈比率上昇時の電解質濃度
キンダリー AF-2 号を使用し，希釈調整後に血液ガス分析装置 Chiron 860（シーメンス）で実測した．

量は，原液中の組成を考慮し電子天秤で正確に計量する．また，添加した薬剤の溶け残りに留意する．

3）透析液原液（粉末）混合法

一部組成の異なる市販透析液原液を混合し，濃度を変更する．たとえば，AK-ソリタ・DL®（Ca 3.0 mEq/l）と AK-ソリタ・FL®（Ca 2.5 mEq/l）の等量混合により，透析液 Ca 濃度は 2.75 mEq/l となる．

4）希釈比率調整法

透析液原液注入ポンプの希釈比率を変更し，濃度の調整を行う．この方法では組成比率の高いナトリウム（Na）への影響が大きい（図2）．また，浸透圧の低下など治療の安全面から希釈比率の変更にはおのずと限界がある．

5）溶液注入法

希釈調整後の透析液に溶液を注入し濃度の変更を行う．おもに 10％ Na 溶液の注入による高 Na 透析での使用が一般的で，透析装置本体に内蔵した Na 注入システムと電気伝導度計により濃度管理される．

2 病態と透析液組成

先にも述べたように，腎不全の病態に対処するため透析液組成は変遷してきたが，すべての患者に適応するには未だ不十分である．以下に，透析液組成と患者病態の関係を示した．

1）ナトリウム（natrium；Na，英 sodium）

過剰な水分摂取や不適切な輸液管理により，低 Na 血症を呈する症例がある．このような場合，一般的な透析液 Na 濃度である 140 mEq/l の透析液では，急激な低 Na 血症の補正により脳浮腫をきたし，central pontine myelinolysis（中心性橋髄鞘融解症，橋中心髄鞘壊死）[注1] を引き起こす可能性がある．このため透析液 A 原液の希釈比率を低下させ，透析液 Na 濃度を 130 mEq/l 程度に調整し，血中の Na 値と同程度まで下げてから治療を開始する．

透析中の低血圧などに対しては持続的高 Na 透析[4]や sodium gradient method（SGM）が用いられている[5]．当院では，Na 負荷の手段として血圧低下時に 10 分間程度，透析液希釈比率を上昇させる短時間透析液 Na 上昇（short time high sodium dialysis；SHSD）法を用いている（図3）．原理は，A 原液注入ポンプの注入速度を手動または濃度プロファイルのシステムを用いて自動的に上昇・下降させる．本法では 10％ NaCl 溶液が不要である．

2）カリウム（kalium；K，英 potassium）

高 K 血症の治療では K フリー透析液の使用が望ましい．しかし，市販透析液の K 濃度は 2〜2.5 mEq/l であり，希釈比率を変更しても濃度の低下には限界が

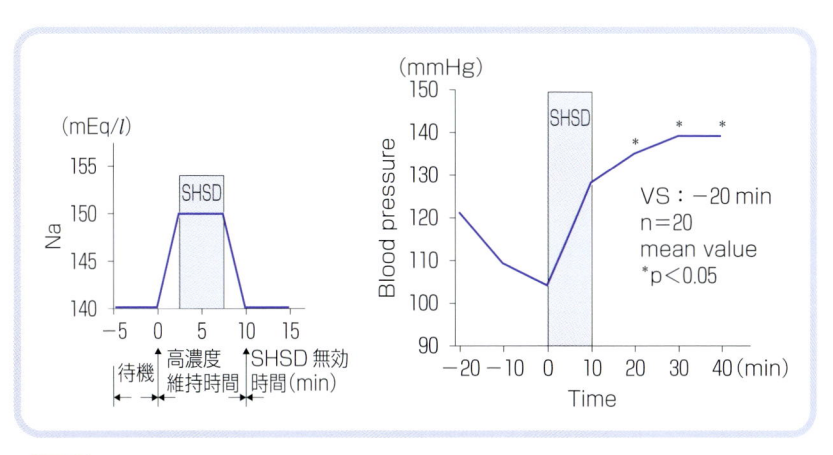

図3 短時間透析液 Na 上昇（short time high sodium dialysis；SHSD）法と血圧の推移

ある．現状では血流量や透析液流量の増加，透析時間の延長などで対処せざるをえない．一方で，食事摂取不良による低K血症の症例が存在する．また，循環器系の病変やジギタリス中毒では血中K濃度の低下により不整脈が惹起されるため，透析液K濃度を3～4 mEq/l 程度に設定する．筆者らが使用するカーボスター®（味の素製薬）では，K濃度 1 mEq/l の上昇の際，透析液A原液 9 l に対し約 23.5 g の塩化カリウムを添加し調整する．

3) カルシウム（calcium；Ca）

一般に慢性腎臓病（chronic kidney disease；CKD）では血中 Ca 値が低下し，その補給のため Ca 濃度 3.0～3.5 mEq/l の透析液が使用されている．しかし，活性型ビタミン D 製剤（Vit. D）の使用や，リン吸着剤としてアルミゲルに代わる炭酸 Ca の投与により，血中 Ca 値の上昇がみられるようになった．また，二次性副甲状腺機能亢進症や Vit. D パルス療法による高 Ca 血症に対応するため，Ca 濃度 2.5 mEq/l の透析液が使用されるに至った．

近年，CKD-mineral and bone disorder（CKD-MBD；慢性腎臓病に伴う骨ミネラル代謝異常）という概念が提唱され[6]，日本透析医学会（JSDT）ガイドライン[7]では，補正血清 Ca 値[注2]が 10.5 mg/dl を超える場合には「速やかに治療の変更を考慮する」としている．このことから，透析液 Ca 濃度の処方は補正血清 Ca 値 10.5 mg/dl が一つの目安となる．

4) ブドウ糖

当初の重炭酸透析液は無糖であったが，その後，糖尿病性腎症を原疾患とする透析患者の低血糖防止のため血中正常値に近い 100 mg/dl が添加された[8]．しかし，このブドウ糖濃度においても患者血糖値が低下し，その原因が血球内への糖取り込みであることが報告されている[9]．血糖コントロールの悪い症例においては，透析液原液へのブドウ糖添加もしくはブドウ糖濃度 150 mg/dl の透析液を使用する．

5) アルカリ化剤

1960～1970 年代はアルカリ化剤に酢酸が用いられていた．しかし，酢酸は肝

注1) central pontine myelinolysis（中心性橋髄鞘融解症，橋中心髄鞘壊死）：橋底部に非炎症性の脱髄をきたす疾患である．低 Na 血症の急激な補正やウェルニッケ脳症に合併することがある．原因不明だが，Na の急激な補正によって浮腫をきたし，血管の豊富な橋に脱髄を起こすという仮説が有力である．症状として構音障害・嚥下困難・深部腱反射亢進などを呈する．診断には頭部 MRI が有効である．治療には 5～10 mEq/l 程度のスピードで低 Na 血症をゆっくりと補正する．急性期にはステロイドパルス療法を行う．〔白倉克之，他 編：アルコール・薬物関連障害の診断・治療ガイドライン［p.113］，2003，じほう，東京．荒木淑郎，他 編：最新内科学大全（69）―神経・筋疾患〈5〉代謝性・中毒性神経疾患［p.208, p.295］，1996，中山書店，東京〕

注2) 補正血清 Ca 値：血清アルブミン（Alb）値＜4.0 g/dl の患者では，Payne の式[14]による補正 Ca を用いることを推奨する．
（補正血清 Ca 値 mg/dl）＝（血清 Ca mg/dl）＋（4−血清 Alb 値）

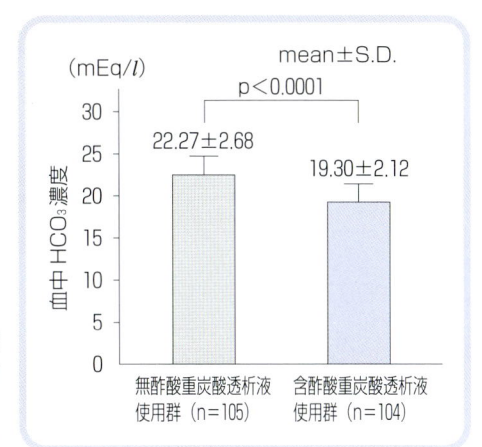

図4 無酢酸重炭酸透析液と従来型重炭酸透析液（酢酸含有）における透析前血中 HCO₃ 濃度比較
（カーボスター®カタログ資料より抜粋）

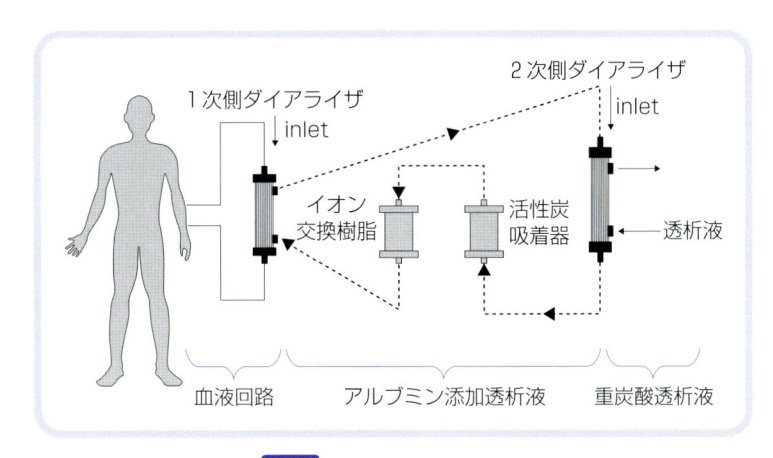

図5 MARS のシェーマ

臓での代謝能を超える負荷により酢酸不耐症を呈することから，生理的な buffer である重炭酸へと移行した．現在市販される透析液の重炭酸濃度は 25～30 mEq/l であるが，高度のアシドーシスを呈する患者では十分な補正ができない場合がある．これは，透析液から生体内への buffer 移行が膜を介した拡散に依存するためである．このような場合，血液透析濾過法の一種である acetate-free biofiltration[10] では重炭酸補充液の注入量を調整することで計画的なアシドーシス改善が可能となる．また，無酢酸重炭酸透析液カーボスターは重炭酸濃度を 35 mEq/l とし，K/DOQI のガイドライン[11] である透析前血中重炭酸濃度 22 mEq/l 以上を維持できるとされる（**図4**）．

6）アルブミン（albumin；Alb）

急性肝疾患を呈する患者に対し，Alb を添加した透析液による治療が臨床応用されている（molecular adsorbent recirculating system；MARS：GAMBRO）[12]．この方法では Alb 透析液を 1 次側ダイアライザへ再循環供給し，2 次側ダイアライザと吸着器を用いて再生使用する（**図5**）．これにより，ビリルビンや Alb 結

合型毒素（albumin binding toxin；ABT）の除去率が高まると報告されている．

おわりに

透析液の組成はより良い生体恒常性の維持を目指し変遷した．今後は栄養補給のためのアミノ酸添加[13]や微量元素の補充などさらなる研究開発が期待される．これらが進むと究極の透析液はヒト血漿になると考えるのは筆者だけであろうか．

文 献

1) 松金隆夫：血液透析液．臨牀透析 2007；23：995-1003
2) 日本透析医学会統計調査委員会 編：わが国の慢性透析療法の現況．2000, 311-377
3) 北岡建樹, 関口 孝, 越川昭三, 他：透析液組成の再検討．日本臨牀 1985；43（特別号）：361-375
4) Van Stone, J. C., Bauer, J. and Carey, J.: The effect of dialysate sodium concentration on body fluid distribution during hemodialysis. Trans. Am. Soc. Artif. Intern. Organs 1980；26：383-386
5) Maeda, K., et al.: Sodium gradient method (SGM). J. Jpn. Soc. Dial. Ther. 1979；12：213
6) Moe, S., Drueke, T., Cunningham, J., et al.: Kidney Disease: Improving Global Outcome (KDIGO): Definition, evaluation, and classification of renal osteodystrophy: a position statement from Kidney Disease: Improving Global Outcome (KDIGO). Kidney Int. 2006；69：1945-1953
7) 日本透析医学会：透析患者における二次性副甲状腺機能亢進症治療ガイドライン．透析会誌 2006；39：1435-1455
8) 阿部富彌, 平沢由平, 前川正信, 他：ブドウ糖加重炭酸透析液 K-AF・2 の臨床報告．薬理と治療 1987；15：3299-3320
9) 津田圭一, 井上博満, 大崎英忠, 他：透析患者における透析中血糖動態の検討．透析会誌 2002；35(Suppl. 1)：721
10) Zucchelli, P., Santoro, A. and Salvadeo, S.: Acetate-Free biofiltration (AFBF): an attractive altenative to bicarbonate dialysis (BD). Blood Purification 1988；5：319
11) National Kidney Foundation: K/DOQI Clinical Practice Guidelines. Am. J. Kidney Dis. 2003；42(Suppl. 3)：S1-S202
12) Tan, H. K.: Molecular adsorbent recirculating system (MARS). Ann. Acad. Med. Singapore 2004；33：329-335
13) 新井純子：CAPD 用透析液―アミノ酸含有透析液．臨牀透析 1998；14；1473-1478
14) Payne, R. B., Little, A. J., Williams, R. B., et al.: Interpretation of serum calcium levels in patients with abnormal serum proteins. Br. Med. J. 1973；4：643-646

（菅野　有造／芝本　隆）

〔初出：臨牀透析　vol. 23　no. 13　2007〕

第Ⅱ章 特殊透析

8 小児（低体重）透析
[Blood purification treatments for children]

Key words プライミングボリューム，バスキュラーアクセス，抗凝固薬，CRIT-LINE

はじめに

　小児に対して血液浄化療法を施行する際には，バスキュラーアクセスの確保，体外循環ボリューム（プライミングボリューム；PV）の低減，低体温の防止，抗凝固薬の使用法など，注意する点が多くある．また，対象となる患児の年齢と体重が幅広いことも特徴的である．

　本稿では，小児に対して血液浄化療法を行う際の特徴について，一般的なことを述べるとともに，成人の治療と異なる点を重点的に触れることとする．

1 バスキュラーアクセス

　小児において体外循環を施行する際のバスキュラーアクセスは，ダブルルーメンカテーテルを選択する場合が多い．当院（東京女子医科大学病院）での治療においては，第一選択をカテーテルとしている．この理由としては，毎回の穿刺が困難なことや，生体腎移植が多く長期化しない症例が多いことなどが挙げられる．しかし，維持透析の導入が必要な症例で，大血管にカテーテルを挿入できない症例では内シャントなどのアクセス造設が必要となる．この場合も長期型バスキュラーカテーテルを採用する場合がある．

　小児用のカテーテルは長期型を含め満足いく性能と選択肢が拡がってきている．短期型バスキュラーカテーテルでもっとも細いタイプにおいても，血液流量60〜80 ml/minでの治療が可能となっている[1]．**表1**に小児で使用可能なカテーテルを示す[2]．カテーテルの留置部位として，頸部静脈，鎖骨下静脈，大腿静脈などが挙げられる．

表1 小児用バスキュラーカテーテル

商品名	メーカー	太さ	長さ(cm)	材質	カテーテルタイプ
短期型カテーテル					
ベビーフロー	ユニチカ	6 Fr	10	ポリウレタン	サイドホール/ダブルアクシャル
GamCath	GAMBRO	6.5・8 Fr	10・12.5・15	ポリウレタン	サイドホール/ダブルアクシャル
留置カニューレキット	メディキット	7 Fr	10	ポリウレタン	サイドホール/ダブルアクシャル
デュオフロー	MEDCOMP	7 Fr 9 Fr	10 15・20	ポリウレタン	サイドホール/コアキシャル
トルネードフロー	日本シャーウッド	7 Fr	10	ポリウレタン	エンドホール/ダブルアクシャル
ツインエンド	ユニチカ	8 Fr	13・15	ポリウレタン	エンドホール/ダブルアクシャル
長期型カテーテル					
ヘモキャス	MEDCOMP	8 Fr	18・24	シリコン	エンドホール/ダブルアクシャル（ストレート）
テシオカテーテル	MEDCOMP	10 Fr	35～50	ポリウレタン	シングルルーメン/エンドホール

〔相馬　泉，他：小児に対する体外循環．日本アフェレシス学会 編：アフェレシスマニュアル（改訂第3版），2010，184-191，学研メディカル秀潤社，東京[3]　より引用〕

2 使用機材

　監視装置に要求される性能としては，慢性期治療と急性期治療では観点が異なる．慢性期治療，血液透析（HD）などを行う場合には，誤差の少ない除水制御機構を有する装置が必要となる．当院では日機装社製の個人用透析装置を用いているが，この装置では 30 ml/hr の誤差が許容されており，4時間の治療では 120 ml の誤差が許容される．これは装置の性能の問題であって使用する側では致し方ない．成人においては誤差範囲内ではあるが，低体重児においては相当な負担となりえる．ベビースケールやスケールベッドの使用など，装置のこのような特性を踏まえた利用が望まれる．

　急性期治療においては，低血液流量（Q_B）下での正確な流量計測とコントロールが要求される．具体的には，血漿交換専用装置のほか，持続型血液浄化装置を使用することになる[2]．とくに，Plasauto iQ 21（旭化成クラレメディカル），ACH-Σ（旭化成クラレメディカル），JUN-505（ジュンケンメディカル社製）/TR-55 Z（東レメディカル社製）は，Q_B を 1 ml/min から制御できるため，小児に対し適している装置である．また，低 PV を実現するためには，小型のモジュールや血液回路が必要となる．**表2**において，市販されている低 PV 回路を，**表3**に小児に使用可能な小型モジュールを示す[2),3)]．

3 血液製剤による回路内充填

　当院では PV 目標を，循環血液量（BV）の 10％以内としている．PV を小さくすることは，患児の循環動態の安定をはかるとともに，血液浄化器・吸着器を

表2 血漿交換専用装置および持続血液浄化装置における低PV回路

メーカー	装置名称	回路型番	PV(ml)	動脈チャンバ	回路適応 Q_B
旭化成クラレメディカル	ACH-10 Plasauto iQ 21	AV-400 P＋DFK-10	40.9	あり	15 ml/min〜
		PE-P 21 (PE用)	44.7	なし	1 ml/min〜
		CHDF-P 21 B (ADP-01用回路)	45.5	なし	1 ml/min〜
		CHDF-P 21 (CHDF用回路)	44.7	なし	1 ml/min〜
	ACH-Σ	CHDF-PSG	43	なし	1 ml/min〜
東レメディカル	TR-55 Z	U-520 SH	43	なし	1〜30 ml/min
		U-525 MC	39	あり	
ジュンケンメディカル	JUN-505	JCH-12 S	30	なし	1〜30 ml/min
クラレメディカル	KM-8900	HF回路277	44	あり	3〜65 ml/min
	KM-9000	K-HP-90-CFP (CHDF用回路)	60	あり	1 ml/min〜
		K-PE-90 PEP (PE用)	60	あり	

〔相馬 泉，他：小児に対する体外循環．日本アフェレシス学会 編：アフェレシスマニュアル（改訂第3版），2010, 184-191，学研メディカル秀潤社，東京[3] より一部改変・引用〕

表3 低容量血液浄化器一覧

用途	メーカー	商品名	膜面積(m^2)	PV(ml)	膜材質
血漿分離器	旭化成クラレメディカル	OP-02 W	0.2	25	PE
ヘモフィルター	旭化成クラレメディカル	APF-01 D	0.1	12	PAN
		AEF-03	0.3	26	PS
		AEF-07	0.7	52	PS
	東レメディカル	CH-0.3 N	0.3	22	PMMA
		CH-0.6 N	0.6	38	PMMA
	ニプロ	UT-300/300 S	0.3	20	CTA
		UT-500/500 S	0.5	35	CTA
血液透析用	ニプロ	FB-50 F/U/P/E/G	0.5	35	CTA
	川澄化学工業	PS-0.6 N/UW/MW	0.6	43	PS
エンドトキシン吸着	東レメディカル	PMX-05 R	—	40	—

PE：polyethylene, PAN：polyyacryonitril, PS：polysulfone, PMMA：polymethylmethacrylate, CTA：cellulose triacetate

〔相馬 泉，他：小児に対する体外循環．日本アフェレシス学会 編：アフェレシスマニュアル（改訂第3版），2010, 184-191，学研メディカル秀潤社，東京[3] より一部改変・引用〕

含む回路全体の血液通過時間を短くすることができることから，抗凝固薬の減量をはかれるため有用である．なお，PV が BV の 10% を超える場合には，あらかじめ回路内を血液製剤にて充填する必要がある．赤血球 MAP（保存液）や FFP（新鮮凍結血漿）などを回路内充填に用いる際には，これらに含まれる抗凝固薬の除去と電解質補正が必要で，回路をバイパスし再循環しながら HD を施行する[4]．このとき，抗凝固薬の投与を行い回路内凝固には十分注意する．

単純血漿交換（PE）と HD 併用療法では，このような方法が可能で，赤血球 MAP や FFP を用いることができるが，アルブミン（Alb）置換の PE や血液吸着（DHP）では HD を併用しないかぎり，この方法を用いることができないため，Alb 置換の PE では，置換液を回路内充填している．エンドトキシン吸着療法（PMX-DHP）では，PV から概算して，回路充填液の生理食塩液と 20% ないし 25% の Alb とを合わせて Alb 濃度が 5〜7% となるように調整して充填している．Alb を充填液として用いることで充填時の回路内凝固を回避することができる点においても有用である．吸着器の種類やモジュールの材質によっては，Alb を吸着する可能性があるため注意が必要である[3]．

4 低体重児を想定したうえでの治療条件設定

低体重児，体重にして 10 kg の児を想定した場合の治療条件を，PE，HD（CHD・CHDF），PMX-DHP に分けて示す．

1) PE

Q_B は，20〜30 ml/min で設定する．装置によっては最小制御 Q_B に違いがあるため，これより多く設定する場合もある．血漿流量（Q_P）は Q_B の 20% を最大とし，膜間圧力差（TMP）上昇による溶血に注意する．また，PE は濾過を用いた治療法であるため Q_B の低下による治療効率の変動は理論的に少ない．そのため，循環動態の安定をはかる意味からも必要以上に Q_B を上げることは避ける．すなわち，回路内凝固を起こさない程度の Q_B で，循環動態の安定に配慮した Q_B 設定を行う．PV を下げる観点から，血漿分離器の血漿側液面を極力下げる．

2) HD，CHD，CHDF

HD を伴う治療では，拡散による治療効率が Q_B，透析液流量（Q_D），治療時間（T）に依存する．当院では，十分な尿素のクリアランスを得たい場合，Q_B を 3〜4 ml/min/kg を基本とし，この Q_B の 2 倍以上の Q_D を供給すれば，理論的に十分である治療時間は 4〜5 時間となる．しかし，透析液に血液濾過用の重炭酸補充液を用いた CHD や CHDF では，Q_D はもっと少なくなるため治療時間を延長することになる．この 3 者の関係は，適正透析量を表す指標である KT/V で表すことが知られている．実際には，治療前後の尿素窒素の値から KT/V＝ln（治療前値/治療後値）より求めることができる．また，T と V（尿素分布容積，この場合総体液相当）を代入することで K（クリアランス）を求めることができる．われわれはさらに，この手法を応用し，Q_B，Q_D，治療時間を変更したときの治療後における尿素窒素の値を予想し，治療条件を決定している．誌面の関係で詳細については割愛するが，このような理論的シミュレーションを行うことで，1 回目の治療時にクリアランスを測定し，2 回目以降は，治療後における尿素窒素目標値をおき，Q_B，Q_D，治療時間を設定する方法を応用している[5]．

持続治療においても治療の効率は Q_B と時間のファクターが大きく関与するため，これに使用する重炭酸補充液量を加味して決定していく．成人と異なる点は，

Q_B が小さいことから時間当りの Q_D, 濾過流量（Q_F）を小さくできる点であり，Q_B に対し Q_D, Q_F が十分に得られる場合や，病態に応じて治療時間の短縮も可能となる．

3）PMX-DHP

カラムは PMX-05 R を使用し，Q_B は，バスキュラーアクセスと，患児の状態に応じて増減しているものの 30 ml/min を基本としている．治療時間も 2 時間を基本とし，Q_B が得られない場合には，適宜，治療時間を延長する．PV から考慮すると体重 20 kg 以上の患児においては，PMX-20 R の使用が可能と考えられる[3),6)]．

5 抗凝固薬の使用法とモニタリング

小児アフェレシス施行時には，抗凝固薬に未分画ヘパリン（HP）もしくはメシル酸ナファモスタット（NM）を使用している．低分子ヘパリンは，ベッドサイドでのモニタリングが困難であるため，低 Q_B 下での治療では安全性の面から使用を控えている．やむをえず低分子ヘパリンを使用する場合は，この点を十分に考慮する．図にて当院での治療法別の抗凝固薬の使用量を示す．

投与量のコントロールとモニタリングには，ヘモクロン（米国 ITC 社）による ACT（activated clotting time）を用いている．抗凝固薬の使用量の目安と ACT

〈抗凝固薬注入部と ACT 測定ポイント〉

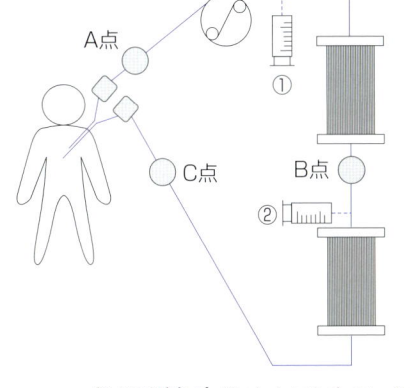

〈抗凝固薬投与量の目安〉

治療法	ヘパリン 初回	ヘパリン 持続	メシル酸ナファモスタット 初回	メシル酸ナファモスタット 持続
PE	15〜20	15〜20	原則なし	0.3〜1
PE+HD（F）	15〜20	15〜25	原則なし	0.3〜1 + 0.2〜0.5
PMX-DHP	15〜20	15〜25	0.3	0.3〜1
CHD（F）	15〜20	10〜15	原則なし	0.3〜1
	（単位/kg）	（単位/kg/hr）	（mg/kg）	（mg/kg/hr）

〈ACT 測定ポイントとコントロール目標〉
・ヘパリン使用時，A 点で測定し，200 sec 程度を目標とする．
・メシル酸ナファモスタット使用時，C 点で測定し，200 sec 程度を目標とする．出血傾向がある場合には，A 点での測定を追加し，120 sec 以内を目標とする．
・2 つのモジュールを使用している場合には，必要に応じ，B 点での測定を追加，②での注入部位の追加などを行う．
・脱血不良のある場合は，ACT を長めに保つ．

図　抗凝固薬の使用法とモニタリング

〔相馬　泉，他：小児に対する体外循環．日本アフェレシス学会 編：アフェレシスマニュアル（改訂第 3 版）．2010, 184-191, 学研メディカル秀潤社，東京[3)] より引用〕

採血ポイント，コントロール目標時間（sec）および，抗凝固薬の注入部位について図に示す．ヘモクロン用テストチューブは数種類あるため，NMのコントロールには，活性剤にセライトを用いた黒キャップ2mlチューブ（型番：HRFTCA 510）を用いる．現在では，同社のヘモクロンJr. シグニチャート，ヘモクロンシグニチャエタートといった後継装置では，微量（50μl）での測定が可能となっており，小児領域で活用されている．

6 CRIT-LINE™を用いたモニタリング

治療中の循環動態を把握するうえで，当院では小児血液浄化療法全例に対して，CRIT-LINE™（JMS社製）を用いたBV変化率のモニタリングを行っており，その有用性を報告してきた[7]．グラフにてBV変化率を表示することから視覚的に判断できる点や，非侵襲モニタリングである点など優れたモニタリングである．また，PE施行時の置換液濃度設定に対するモニタリングとして活用することもできる．

おわりに

小児における血液浄化療法の報告は少なく，治療が困難な場合も経験する．しかし，バスキュラーアクセスにカテーテルを用いることと，精度の高い装置と小型のモジュールを使用することで施行可能となってきており，本稿で挙げた注意点を治療に活用していただければ幸いである．

文献

1) 相馬　泉：小児で使用可能なブラッドアクセス．日本小児腎不全会誌　2006；26：54-57
2) 服部元史，中倉兵庫，相馬　泉：小児急性血液浄化療法の歩みと現況．腎と透析　2005；58（増刊号）：605-610
3) 相馬　泉，服部元史：小児に対する体外循環．日本アフェレシス学会 編：アフェレシスマニュアル（改訂第3版），2010，184-191，学研メディカル秀潤社，東京
4) 清水幹夫，永渕弘之，金子岩和，他：当施設における小児急性血液浄化法の実際―技術的側面から．ICUとCCU　2002；26（別冊）：S 50-S 51
5) 相馬　泉，村上　淳，金子岩和，他：小児血液透析における治療条件設定の一考案―数学的シミュレーションによるアプローチ．日本小児腎不全会誌　2007；27：185-187
6) 相馬　泉，清水幹夫，服部元史，他：当院における小児PMX-DHP使用例での技術的検討．エンドトキシン血症救命治療研究会誌　2004；8：165-169
7) 清水幹夫，芝田正道，相馬　泉，他：小児血液浄化療法における循環血液量監視の有用性．ICUとCCU　2003；27（別冊）：S 94-S 95

（相馬　泉／金子　岩和／服部　元史）

〔初出：臨牀透析　vol. 24　no. 1　2008〕

第Ⅱ章 特殊透析

❾ 透析室外での血液浄化
[Blood purification treatments in places bedsides dialysis unit]

Key words　適応病態，電源確保，給排水，治療スペースの確保

はじめに

　近年，さまざまな血液浄化療法が救急・集中治療領域で行われるようになり，その適応は腎不全関連疾患のほか，急性肝不全や重症急性膵炎，多臓器不全など多岐にわたる[1]．これらはみな重症例で，かつ人工呼吸器管理下であることが多く，透析室への搬送が困難であることが多い．そのような場合は透析室スタッフが入院病室（ICUなど）へ出向き，血液浄化療法を施行することになる．またその治療法も多種多様であるが，大別すると間欠的血液浄化法（intermittent blood purification；IBP）と，持続的血液浄化法（continuous blood purification；CBP）になる[2]．これらもさらに細かく分類されるが，適応疾患や病態などによりもっとも適した治療法が選択され，選択された治療法ごとに必要な物品や準備の仕方が大きく異なってくる．

1 適応病態

　透析室以外の病棟（病室）で施行するという点は異なるものの，血液浄化を施行することに変わりはない．よって，適応疾患は血液浄化療法が適応となるすべての疾患が対象となる．血液浄化療法の種類や施行場所はその患者の原疾患，病態などにより異なるが，下記の適応病態も踏まえたうえで治療を施行することが望まれる（**表1，2**）．つまり，その患者がどのような原因で病棟透析を施行するかを考えることで，治療中の管理方法や感染管理などがより適切になり，結果として患者にもっとも適した治療を行うことが可能となる．

表1 適応病態
① 他の透析患者への感染源となりえる患者（結核患者など）
② 重度熱傷により血液浄化療法が必要で，感染対策が必要な患者
③ 白血球の異常低値による感染のリスクが高い患者
④ 人工呼吸器装着中で来室不可能な患者
⑤ IABPやPCPSなどの補助循環装置装着中で来室不可能な患者
⑥ 低血圧症状や循環動態不安定により来室不可能な患者
⑦ 意識レベル低下により来室不可能な患者
⑧ 手術直後で移動制限があり，来室不可能な患者
⑨ 狭心症や心筋梗塞発作後で，活動制限があるため来室不可能な患者
⑩ その他，患者の状態などにより来室が困難な場合

IABP：大動脈内バルーンパンピング法（intraaortic balloon pumping）
PCPS：経皮的心肺補助法（percutaneous cardiopulmonary support）

表2 施行場所
① 集中治療室（ICU・CCU・NICUなど）
② 無菌室
③ 陰圧室
④ 一般病棟（個室・多人数部屋）
⑤ 分娩室
⑥ 手術室（人工心肺やPCPS施行中の透析）など

2 治療開始前・開始時の流れおよび注意点

▶ 1. 病棟への確認

透析室医師より病室透析の指示が出たら，まず病棟へ患者状況の確認をする．血漿浄化療法や輸血などによるプライミングでは血液製剤を必要とするため，その確保または準備ができていない場合や，バスキュラーアクセストラブルで留置カテーテルの挿入や入れ替えがある場合などでは治療開始時刻が大幅に遅れてしまうので，あらかじめ病棟に治療が施行可能かどうか確認してから必要物品の準備を行う．

▶ 2. 透析室における準備（必要物品などの準備）

必要物品は治療法やバスキュラーアクセスなどによって異なるため，ここでは血液透析（hemodialysis；HD），血液濾過（hemofiltration；HF），血液透析濾過（hemodiafiltration；HDF），血液吸着（hemoadsorption；HA），血漿交換（plasma exchange；PE），血漿吸着（plasma adsorption；PA）について述べていく．

準備に際して，治療当日と以前の治療条件を比較して相違がないかを確認し，変更があった場合は医師に確認する．確認ができたら治療を行うために必要な物品の準備にとりかかる．血液浄化で使用する物品は非常に特殊であり，一般病棟はもちろんのこと，ICUなどの集中治療室ですら常備していない物品（穿刺針，抗凝固薬，止血用品，回路延長用チューブなど）も多い．そこで病棟透析専用バッグを設け，必要物品をひとまとめにして持っていくと便利である（図1）．そのバッグもあらかじめ整理・整頓しておくことで，緊急時でもスムーズに対処可能と思われる．治療法別の必要物品の概要を表3に示した．

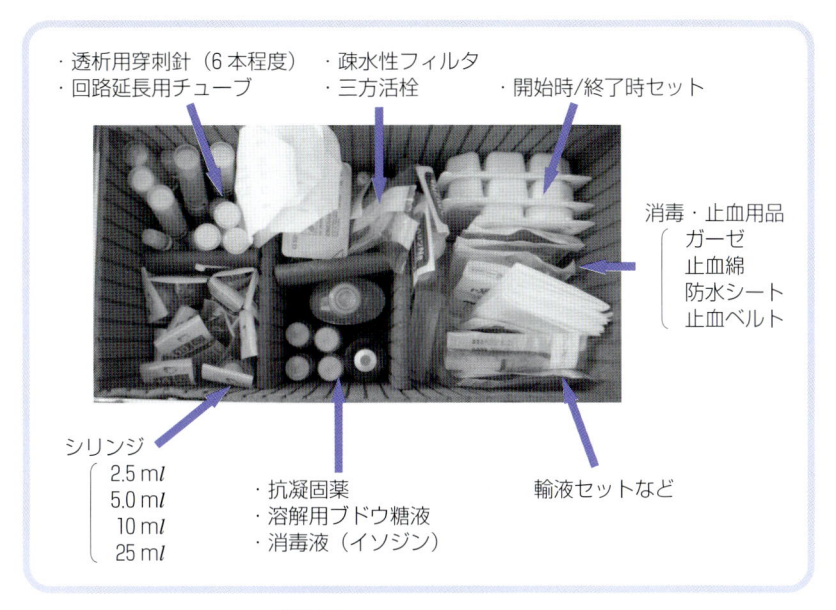

図1 病棟透析専用バッグ

- 透析用穿刺針（6本程度）
- 回路延長用チューブ
- 疎水性フィルタ
- 三方活栓
- 開始時/終了時セット
- 消毒・止血用品
  - ガーゼ
  - 止血綿
  - 防水シート
  - 止血ベルト
- シリンジ
  - 2.5 ml
  - 5.0 ml
  - 10 ml
  - 25 ml
- 抗凝固薬
- 溶解用ブドウ糖液
- 消毒液（イソジン）
- 輸液セットなど

表3 必要物品表

血液浄化装置周辺	HD	HF	HDF・AFB	CHD/CHF/CHDF	HA	PE	PA
モジュール	血液透析器	血液濾過器	血液透析器/血液濾過器	持続緩徐式血液濾過器	吸着型血液浄化用浄化器	膜型血漿分離器	膜型血漿分離器 選択的血漿成分吸着器
血液回路	●（汎用回路）	●（汎用回路）	●（汎用回路）	●（専用回路）	●（汎用回路）	●（専用回路）	●（専用回路）
人工腎臓用透析液	●	×	●	×	×	×	×
人工腎臓用補充液	×	●	●	●	×	×	×
血液浄化装置	個人用透析装置	血液濾過用装置	個人用HDF装置	持続緩徐式血液浄化装置	透析装置でOK	血漿浄化装置/持続緩徐式血液浄化装置	血漿浄化装置/持続緩徐式血液浄化装置
水処理装置	●	×	●	×	×	×	×
その他必要物品	・個人用RO装置 ・給水タンク ・給水ポンプ ・送・排水ホース ・排水タンク ・ガムテープ（ホース固定用） ・10% NaCl溶液（高Na透析施行時）	・補液回路 ・連結管 ・排水タンク	・HDと同じ ・補液回路・連結管	・連結管 ・排水タンク		・置換液作製用輸液バッグ ・微小凝集塊除去用フィルタ（FFP使用時） ・加温器 ・加温回路 ・重量計（置換液－廃棄血漿の収支の確認用） ・排液バッグ	

AFB：無酢酸バイオフィルトレーション（acetate free biofiltration），CHD：持続的血液透析（continuous hemodialysis），CHF：持続的血液濾過（continuous hemofiltration），CHDF：持続的血液透析濾過（continuous hemodiafiltration），
共通物品：治療経過記入用紙（以前の記録も含む），病棟透析専用バッグ

▶ 3．病棟における準備

1）装置の移動・設置

　病棟へ向かうときに，病棟間の段差を乗り越えたり壁にぶつかることによる過度な衝撃が装置に加わると故障の原因となりうるため，移動時は注意する．

　装置設置にあたり，必要数の電極プラグがあるか確認し，不足する場合はテーブルタップを病棟から借用する．病棟ではさまざまな医療機器（人工呼吸器，輸液ポンプ，シリンジポンプなど）が稼働しているため，テーブルタップを使用する際は，当然のことながら，それら周辺機器の電力容量も確認・把握し，これを超えることがないように注意する．また，血液浄化装置はクラスⅠ（万一の漏れ電流増加の際にもアース線に漏れ電流を逃がし，人体を守る）機器であるため，電極プラグは医用接地極付き2極プラグ（医用3Pプラグ）でなければ使用を認められず，変換プラグなどを用いて治療を施行することは絶対に避けなければならない．

2）バスキュラーアクセスの確認

　次に治療を行ううえで非常に重要な確認事項の一つであるバスキュラーアクセスの確認を行っておく．シャントや留置カテーテルの血栓閉塞などが起きていると治療自体が行えず，再建や入れ替えなど，さらなる時間延長を余儀なくされるため，あらかじめ確認しておく必要がある．本来であれば，他科からの治療依頼があった時点で透析室医師が患者の状態を確認し，バスキュラーアクセスが確保されている前提で指示を出すのが理想と思われる．

　開心術中での体液管理や電解質の是正を目的に行う術中透析は，バスキュラーアクセスは人工心肺装置の貯血槽となる．治療条件としては高効率な血液浄化を行うため，2.0～2.5 m^{2}程度の膜面積の大きなモジュール，血液流量は300～400 ml/min，透析液流量は500～700 ml/minに設定する．回路内圧の上昇を防ぐためにコンプライアンスの大きな血液回路を用い，また開心術において全身へパリン化されているため抗凝固薬は必要としない．

　治療の準備を行ううえで，①透析液作製が必要な治療の場合と，②不要な治療の場合とで準備にかかる時間や手間，確保すべき治療スペースなどが大きく異なる（図2～4）．

3）透析液作製が必要な治療の場合（HD，HDF）

a．電源，給排水の確保

　透析液を作製する必要のある治療では一般に装置が大型で，かつ水処理装置も必須となるなど，使用する装置の台数も多くなるため，治療に先立ち電源や給排水，バスキュラーアクセスの位置やスタッフの動線を考慮した治療スペースを確保しなければならない．まず給排水の準備であるが，流しが近くにあって給排水が可能な場合は水処理装置へ直接接続して治療を行う．これができない場合は清潔なタンクに水を汲むなどの手段で給水を確保し，排液用の容器（バケツ）などに排水する．給排水ホースはベッド移動や患者，スタッフの往来の邪魔にならな

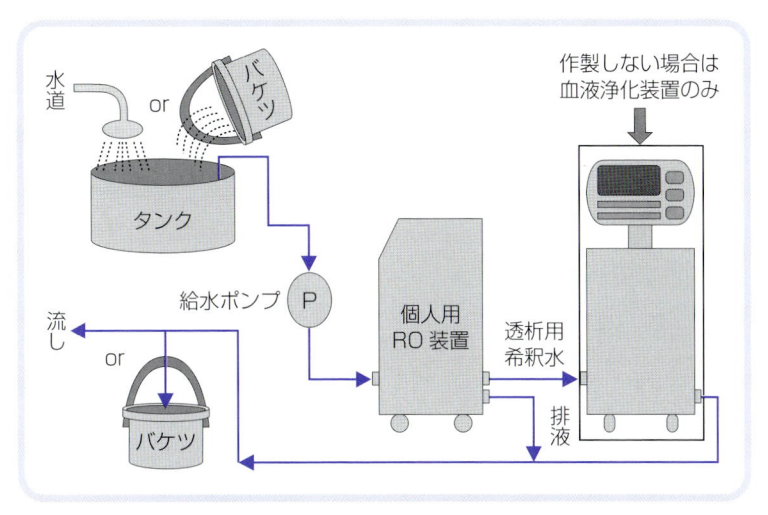

図2 透析液作製時の装置周辺構成図

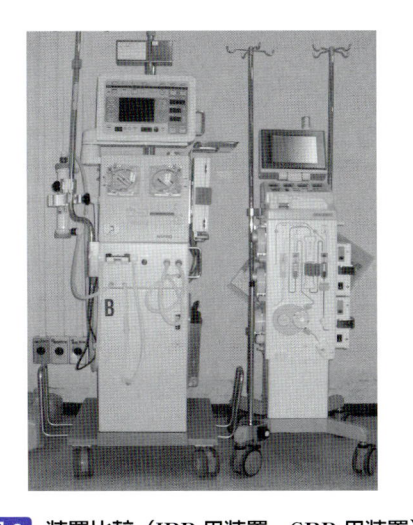

図3 装置比較（IBP 用装置・CBP 用装置）
左：ニプロ社製個人用 HDF 装置：NDF-21
W 280 mm，D 550 mm，H 1,660 mm
（ガートルスタンド除く）
右：東レメディカル社製血液浄化用装置：
TR-525
W 230 mm，D 320 mm，H 1,345 mm
（本体部．ベース含まず）

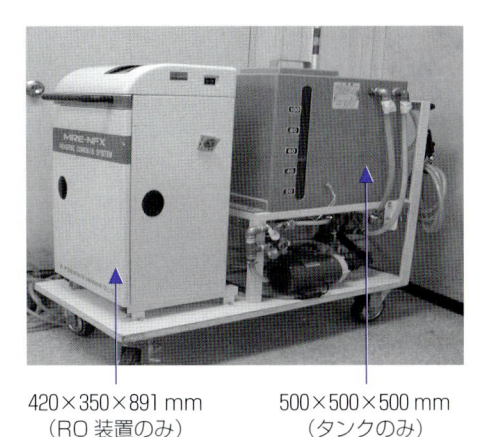

420×350×891 mm（RO 装置のみ）　500×500×500 mm（タンクのみ）

図4 三菱レイヨン・エンジニアリング社製個人透析用 RO 装置 MRE-NFX

いように，流しおよび床にガムテープなどで動かないようにしっかりと固定する．とくに給排水ホースの接続部（ワンタッチジョイント）は念入りに固定し，液漏れなどにも注意する．

　手術室や無菌室などでは，治療を行う場所が清潔野になるため，操作者や血液浄化装置が感染源にならないように入室の際は注意を要する．

b．透析液の作製

次に透析装置の電源を入れ，使用前に洗浄と装置の正常動作確認を含めた水洗を行う．事前水洗終了後，人工腎臓用透析原液に A・B 原液吸い込みチューブを接続し，透析液作製工程に移行する．

透析液作製工程と同時進行で抗凝固薬の準備やバスキュラーアクセスごとの必要物品（穿刺針や消毒薬類，カテーテルフラッシュ用生理食塩液など），治療条件やバイタルサインの確認など治療を開始するために必要な準備を行う．

透析液濃度が装置表示値・実測値ともに適正になったらモジュールへ接続し，透析液側の洗浄および air 抜きを行う．異常であれば調整するか，すばやく代替機にて同様に準備する．

透析液用希釈水はできるかぎり清浄化すべきだが，病棟透析で透析室と同様の水処理設備を求めるには無理があるため，最低限の有害物質除去能力が必要とされる．逆浸透（RO）装置では各種電解質，重金属，細菌などほとんどの物質を除去可能であるが，クロラミンや遊離塩素などの除去ができない．そこでこれらを除去可能な活性炭濾過装置を組み合わせたシステムが病棟透析では最適と思われる．市販されている個人透析用 RO 装置の多くはこのようなシステムになっているが，最近，水処理の重要性が再認識されており，患者に与える影響も懸念されるためエンドトキシンや細菌数の定期的な測定も必要である[3),4)]．

4）透析液作製が不要な治療の場合（HF，CHD，CHF，CHDF，HA，PE，PA）

電源・排水の確保やバスキュラーアクセスの位置確認，スタッフの動線を考慮した治療スペースの確保は HD，HDF の場合と変わりないが，給水の必要はない．また，透析液の作製は不要なので，持続緩徐式血液浄化装置や血漿浄化装置などの専用装置を用いることが多い．また，これらの治療では置換液として血液製剤を使用する場合も多く，手技も煩雑になるので取り扱いには注意が必要である．

一般に，ICU などではさまざまなモニタ機器が完備されているため，バイタルサインを得ることにはなんら問題はない．しかし，一般病棟などではそのような機器が揃っていないことが多いため，必要最低限のバイタルサインとして，血圧，脈拍，心電図波形（ナースステーションでも可），血中酸素飽和度などのデータや担当看護師からの患者情報は得ておきたいところである．また，重症患者では多種多様の薬剤が投与されており，状態変化も劇的であるため投与量の確認が必要である．

▶ 4．治療開始時における諸注意

装置側，患者側の準備ができたら血液回路を接続し，バイタルサインに気をつけながら体外循環を開始する．体外循環の始め方は患者によりさまざまであるが，治療開始するだけで血圧低下が認められるような症例では，透析液の還流（溶質除去）を止めて体外循環のみから開始する場合もある．

また，治療開始前から血圧が低く体外循環が循環動態に影響するような症例で

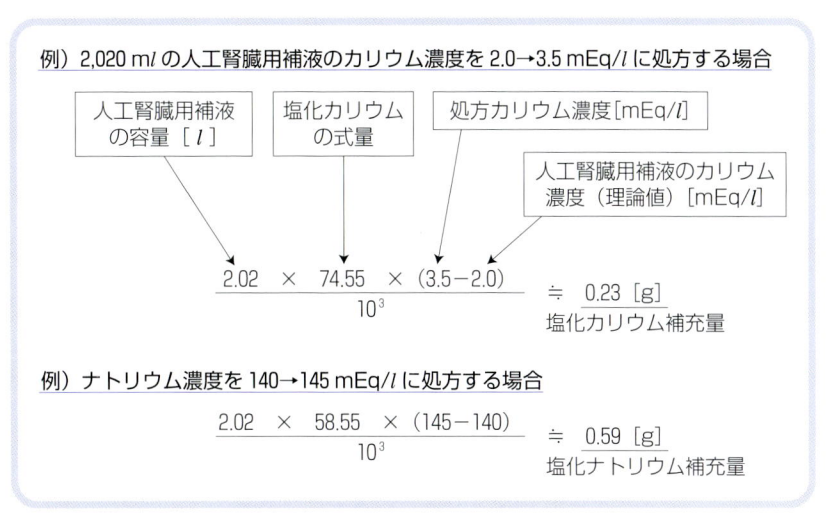

例）2,020 mlの人工腎臓用補液のカリウム濃度を 2.0→3.5 mEq/l に処方する場合

人工腎臓用補液の容量 [l]　塩化カリウムの式量　処方カリウム濃度 [mEq/l]　人工腎臓用補液のカリウム濃度（理論値）[mEq/l]

$$\frac{2.02 \times 74.55 \times (3.5-2.0)}{10^3} \fallingdotseq 0.23 \ [g]$$

塩化カリウム補充量

例）ナトリウム濃度を 140→145 mEq/l に処方する場合

$$\frac{2.02 \times 58.55 \times (145-140)}{10^3} \fallingdotseq 0.59 \ [g]$$

塩化ナトリウム補充量

図5 人工腎臓用補液への電解質補正

は，血液製剤などを用いて回路内充填を行うが，輸血にて行う場合，穿刺難航や脱血不良などが原因で回路内凝固が起こると充填した回路を破棄することになる．血液の循環を極力止めないようにするために，バスキュラーアクセスが確保でき，かつ治療を行うのに十分な血液流量が得られることを確認したうえで，抗凝固薬を注入しながら血液製剤を充填する．充填の際には輸血中のクエン酸やカリウムの除去目的でモジュールに透析液を流しながら行う．新鮮凍結血漿（FFP；fresh frozen plasma）の場合もクエン酸除去目的で透析液を流しながら充填する．充填し終わって残った血液製剤は治療中に点滴するが，FFPは使用期限（解凍後3時間以内）が定められているため注意する．

安全に体外循環が確保されたら，患者の状況を確認しながら医師の指示した治療条件まで段階的に上げていく．たいていの場合はなんらかの理由で病棟治療を施行しているため，治療条件の設定には慎重を期すべきである．

HFでは患者の血液データにより人工腎臓用補液への電解質補正（カリウム，ナトリウムなど）を行う場合があるが，その場合には計算式によって算出された量を電解質溶液（NaCl溶液やKCl溶液など）にて補充する（**図5**）．

3 治療中の流れおよび注意点

- 治療中の患者管理や機器管理は透析室でのそれとまったく変わらない．経時的なバイタルサインや回路内圧などの変化に注意しながら治療を施行していくが，病棟透析での症例は緊急事態を招きやすく，指示を仰ぐ時間的余裕がない場合も多々経験する．たとえば急激な回路内圧の上昇が起こり回路内凝固が疑われる場合では，可能ならば生理食塩液で置換し，バスキュラーアクセスを確保するなどの対処に追われてしまい，事後報告になるケースも少なくない．そのような緊急事態であれば担当スタッフを増員してもらい，迅速な対処に心が

ける．しかし，本来はどんな状況であろうが医師の指示を受けたうえで対応するのが原則である．また，病棟の主治医や看護師は必ずしも血液浄化に精通しているわけではない．そのため，指示をもらうのも透析室の医師から口頭指示を受けることが多くなるが，事後になったとしても必ず指示を書面に記載してもらう．

- 透析室とは違い，医師が常駐しておらず必要物品も揃っていないため，回路内凝固や血圧低下によるショックなどで手遅れにならないよう注意深く観察していく必要がある．
- 重症患者ではベッド上安静であり体重測定も困難な例が多いため，除水量の決定に難渋することも多い．点滴などのバランス収支や胸部Ｘ線写真などで決定するが，必ずしも適正であるとはかぎらない．余剰水分の引き残しは肺水腫や心負荷の助長を，引きすぎは血圧低下やショックを引き起こす原因になりかねない．必要であれば循環血液量モニタなどを用いて適正な除水操作を行うべきである．
- 治療中においても装置異常があれば速やかに調整するか，代替機にて治療を継続する．
- 治療法や輸血の有無，抗凝固薬の初回使用などではその適正量が不明なため，必要に応じて活性化凝固時間（ACT）などの測定を行う．しかし，ACTなどの凝固時間測定機器はICUなどとは違って一般病棟にはない場合が多いため，必要に応じて携帯していく．
- 血液製剤などを注入する場合，基本的には輸液ポンプやシリンジポンプを使用すれば問題はないが，血液ポンプ手前からクレンメを調節して注入する場合には，脱血圧の変化により注入速度が変わるため，注意が必要である．また，輸液セットにより注入速度と滴下数の関係が異なってくるため，確認したうえで使用する．
- 感染症患者や熱傷患者などガウンテクニックが必要な症例では，各施設における感染対策マニュアルに準じた対処を行い，医療スタッフが感染源にならないように注意する．
- 治療終了予定時間が大幅に遅れそうな場合は透析室スタッフと連携をとり，透析室内業務に支障が出ないように心がける．
- 治療中の記録は適切に行い，病棟看護師や次回担当技士など他者がその内容を振り返った際に把握できるように記載する．
- 濾過治療では血漿蛋白などの非透過成分が膜面近傍ほど高濃度を呈する濃度分極層を形成し，さらに濾過速度を上げると膜表面でゲル層を形成してしまう．不必要に濾過速度を上げると溶血および膜の目詰まりの原因となるため，H(D)Fでの濾過速度は血液流量の30～40％程度を上限に，またPEでの濾過速度は20～30％程度に設定する．しかし，濾過速度はモジュールの性能や血液の性状（ヘマトクリット値，総蛋白濃度など）にも影響されるので，状況に

応じて適宜調節する．
- 重量制御式によるH(D)Fでは，<u>重量センサ（補充液をぶら下げるスタンド）や補充液への接触は補液と濾液とのバランス制御に影響を与えてしまい，除水誤差につながってしまう</u>．治療スペースが狭い病室などでは，医師や看護師が不用意に接触する危険があるため注意する．

4 治療終了時・終了後の流れおよび注意点

- 透析室と同様，患者の血圧などを確認しながら適切な血液流量にて返血する．返血終了後，使用したバスキュラーアクセスにもっとも適した消毒を行う．内シャントや動脈表在化など止血作業が必要な場合には，その知識に乏しい病棟スタッフが多く，対処できない場合もあるため，<u>確実に止血を確認後，消毒まで完了させることが望まれる</u>．しかし，これが困難な場合，病棟の担当看護師に治療内容の申し送りを行う際に，使用したバスキュラーアクセスの止血法とその後の処置について詳細な申し送りをする．他の申し送り内容としては，治療法，治療時間，総除水量とその内訳（体重変化量，点滴類など），投与した薬剤，使用した抗凝固薬の種類，治療中のバイタルサインの変化などが挙げられる．
- 病棟からの借用物（シリンジポンプや輸液ポンプ，延長コード，給排液用のバケツなど）も汚れたものは清掃し，病室に残さず申し送りの際に返却する．
- 治療終了後は透析装置の洗浄，消毒，ならびに外装の清拭を行う．とくに感染力の強い細菌，ウイルスを有する患者に使用した場合は，外装の清拭に用いる薬剤の選択についても考慮する必要がある．
- 病棟透析専用バッグにはできるだけその日に使用する物品のみを準備し，治療終了後はバッグに薬剤などを残さないようにする．そのまま放置して使用期限が切れないように管理する．
- 治療終了後の医療廃棄物の処理に関しては，各施設・各病棟によりさまざまであると思われ適切に行うが，血液回路を最低限閉回路にし，液漏れなどが起こらないようにする．血漿交換の廃棄血漿の処理は病棟では困難と思われるので，透析室に持ち帰り適切な処理を行う．

おわりに

　病棟（病室）透析は透析室における管理と変わりはないが，対象患者はきわめて重篤なケースが多い．患者の状態を把握し病態の急変，血液回路内凝固，装置トラブルの可能性を常に念頭におき，安全かつ正確な操作に努めなければならない．

文　献

1) 佐中　孜：血液浄化療法の概念—血液浄化療法の基礎．透析療法合同専門委員会編著：血液浄化療法ハンドブック．2004, 71-76, 協同医書出版, 東京
2) 川西秀樹：急性血液浄化法に関連した重要な用語と意味．篠崎正博, 秋澤忠男編：急性血液浄化法徹底ガイド．2006, 4-8, 総合医学社, 東京
3) 中村藤夫：水処理装置—プレフィルタ．臨牀透析　2007；23：963-970
4) 内野順司：水処理装置—個人用水処理（RO）装置．臨牀透析　2007；23：985-990

（宮尾　眞輝／村上　淳）

〔初出：臨牀透析　vol. 24　no. 3　2008〕

第Ⅱ章 特殊透析

⓾ 在宅血液透析 [Home hemodialysis]

Key words 在宅血液透析（HHD），適応基準，自己管理，教育管理体制，社会復帰

■ はじめに

　在宅血液透析（HHD）は日本で1970年頃から始められ，施設透析と同様に患者の生命を救うために行われてきた．1998年4月にはHHDが保険化されたがいまひとつ普及しておらず，透析患者全体に対する割合は非常に少ないが，自立した人生を送る人にとっては有意義な方法となっている．日本透析医学会統計調査委員会が発行している「わが国の慢性透析療法の現況（2009年12月31日現在）の中で，HHD患者の数は229名（0.1％）となっている．

　HHDは，医療従事者のいない家庭という環境で施設透析と同様に安全で効率的な透析を行うことを目標にしている．そのためには，HHDを実際に家庭で行うための知識と技術を患者本人と介助者で習得するとともに，家族の協力も必要である．HHD導入施設は，それらの教育や管理など，さまざまな状況に対応することのできるHHD教育管理体制を整える必要がある．HHDについて当院（埼玉医科大学病院）での経験をもとに述べる．

1 適応基準

　HHDは，施設透析とは異なり患者本人がある程度自由に透析条件などを決めることができる．その反面で責任の範囲も広く，自己の責任と管理が重要となる．また，透析患者であれば誰でもが適応になるというわけではないので，わかりやすい適応基準が必要になる．以下に，当院での適応基準を示す．

　① 透析患者本人が希望し，介助者と家族の同意が得られること
　② 重い（HHDに影響する）合併症がないこと
　③ 自己管理ができること
　④ 自己穿刺ができること

⑤ 医師がHHD実施について承認していること
⑥ 住居がHHDを実施するうえ（装置設置・材料保管の場所）で問題がないこと
⑦ 自己責任と社会復帰への意欲があること

2 開始までの流れ

図1に基本的なHHD開始までの流れを示し，その順に内容を簡潔に説明する．

① 外来受診・面接

初めにHHD導入希望患者は介助予定者とともにHHD担当医の外来受診をし，希望の動機や現在の状況を話すとともにHHDの実施が可能かどうかの診察を受ける．その後，HHD開始までのビデオを見たり，医師，臨床工学技士，看護師などのHHD担当スタッフとの面接を受ける．そこではより具体的な，HHD希望理由，HHDに対する意欲，介助者の理解・協力体制や覚悟，自己穿刺，装置設置に伴う工事とランニングコスト，自己責任と自己管理など，すべてのメリットとデメリットを説明しHHDに対して十分に認識してもらったうえで，HHD導入希望の確認をする．

② 下見訪問

面接の後には患者宅の下見訪問があり，HHDスタッフ（臨床工学技士，看護師）および装置業者により行われる．ここでは，装置設置に伴う水道（上水供給圧確認，下水確認），電気関係（3Pコンセントの設置および契約電力容量）の確認，血液透析装置の設置場所やその状況，材料物品の置き場所など，HHDを実施する環境を総合的に確認する．

③ 判定会議

面接と下見訪問を行った結果，その内容を十分に検討して患者がHHD導入に適し，HHDを実施するための教育を開始してよいかどうかを判定する．これには，医師，臨床工学技士，看護師のHHD担当スタッフとそれぞれの責任者が加わって判定する．

④ 承諾・契約書

ここではHHDの適応基準と具体的な確認事項を患者本人・介助者とHHDス

在宅血液透析導入希望患者 → ① 外来受診・面接 → ② 下見訪問 → ③ 判定会議 → ④ 承諾・契約書 → ⑤ 教育開始 → ⑥ 電気・水道工事 → ⑦ 導入判定 → ⑧ 装置設置 → ⑨ 在宅血液透析開始

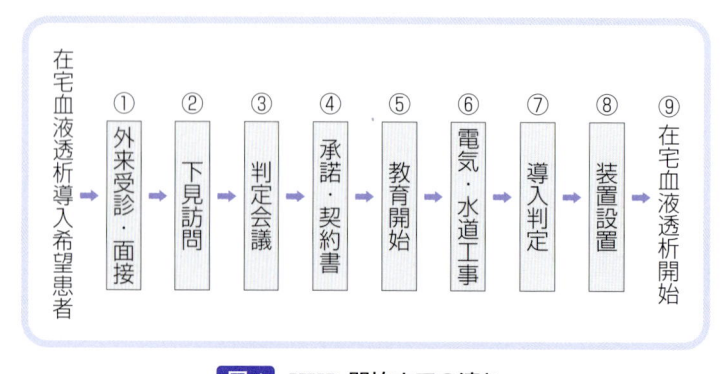

図1 HHD開始までの流れ

タッフ（医師，臨床工学技士，看護師）とで再確認し，承諾と契約書を作成する．

⑤ 教育開始

HHD教育の開始は，患者本人と介助者やHHDスタッフ（臨床工学技士，看護師）の状況により多少変化するものの，カリキュラムに沿って教育を進める．HHDを実施するうえでこの教育期間がもっとも重要であり，確実に習得しなければならない．

⑥ 電気・水道工事

教育がある程度進みHHD導入時期の予定が見えてきたら，透析装置設置に伴う電気と水道の工事を行う．このときまでに最終的な設置場所などを決めておく必要がある．

⑦ 導入判定

知識，技術および実技が合格し，精神面や家庭面での準備が整ったところでHHD導入の判定会議を行う．これはHHD導入に対しての最終判定となるため，とくに慎重に検討して判定する必要がある．この判定にも医師，臨床工学技士，看護師のHHD担当スタッフとそれぞれの責任者が加わって判定する．

⑧ 装置設置

導入判定で合格すれば，後は透析装置設置とHHDの開始である．患者本人と介助者，HHDスタッフ（臨床工学技士，看護師）および装置業者がスケジュールを合わせて透析装置の設置を行い，併せて点検確認を実施する．

⑨ HHDの開始

自宅での初めての血液透析には，HHDスタッフ（臨床工学技士，看護師）および装置業者が立会いのもとで行う．そこで患者が安全正確に透析を行えるか，また透析を行う環境，装置類が正常に動作しているかなどを確認する．自宅での血液透析開始から2週間は，透析開始および終了時にHHDスタッフ（臨床工学技士）まで電話連絡を必須とし，問題なく透析が実施されたかどうかを確認する．

3 教　育

教育方法，教育スケジュールは，施設やHHD導入患者の状況によってさまざまであり，教育期間も2週間から半年までと幅が広い．当院においての基本的な教育期間は3カ月間である．この期間は教育開始から患者宅でのHHD開始までの期間であるが，患者の基礎知識や年齢，そしてHHDに対する意欲などその状況に応じて変化対応する．また，介助者に対しても同様に教育を実施する．

▶ 1. 教育方法

透析日の透析前，透析中，透析後と非透析日に行い，基本的に毎回マンツーマンにて教育を行う．教育担当者はそれぞれの項目により，おもに臨床工学技士と看護師が担当する．当院では，写真や図表を多く入れた図2に示すHHD教育マニュアルを用いて行い，実技試験，筆記試験，口答試験を適時施行し，習得の評

価を行いながら教育を進める．

▶ **2. 教育内容**
　血液透析を実施するうえで必要となる基本的な知識と技術の項目から構成され，内容的には実技項目および講義項目に分かれている．患者本人と介助者が自

1. 穿刺に必要な物品
   ・ハイポアルコール
   ・イソジン
   ・消毒セット（青）
   ・紙シーツ
   ・駆血帯
   ・テープ
   ・穿刺針 2 本

2. テープを 7 ～ 8 cm に切り，5 本用意する．

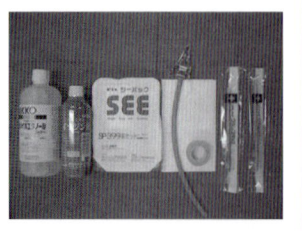

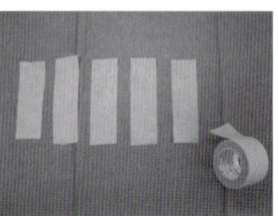

3. 消毒セットにハイポアルコールとイソジンを入れ綿棒に染み込ませる．
   イソジン：4 本
   ハイポアルコール：2 本

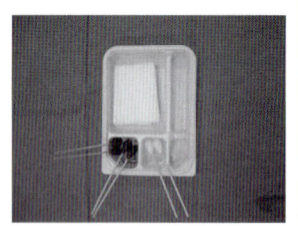

（中略）

10. 人指し指で穿刺針の端を押さえ，くすり指と親指で羽根を持つ．他の指は針がぶれないように固定する．

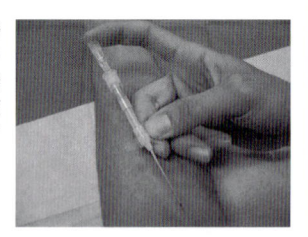

11. 血管の走行に沿って 30 度ぐらいの角度で穿刺する．

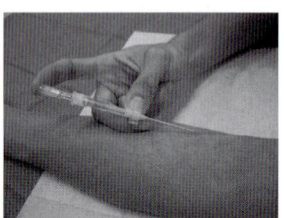

12. 穿刺針の先端が血管内に入ると血液の逆流がくる．

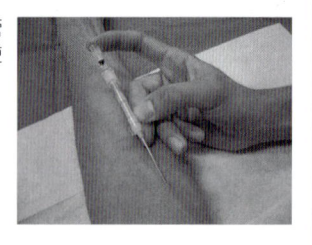

図 2 HHD 教育マニュアル — 穿刺の手順

表 HHD の教育内容

実技項目	講義項目
1. バイタルサイン・体重測定	1. 日常生活上の注意
2. 透析条件の設定	2. 腎臓の働き・腎不全
3. 手洗い・消毒	3. 透析の働き・原理
4. 清潔操作	4. 透析中の合併症
5. プライミング	5. 食事・水分管理
6. 透析開始操作	6. シャント穿刺と管理
7. 穿刺	7. 検査データの見方
8. 返血操作	8. 薬
9. 透析装置	9. 病院への連絡方法
10. トラブル時の対処方法	

宅で血液透析を実施するという状況から，実技面に重点をおき，とくに安全に行うことができるように項目が考慮されている．

表に当院でのHHDの教育内容を示す．実技項目の「トラブル時の対処方法」の内容としては，血流不良，透析液異常，静脈圧異常，空気誤入，出血，血液凝固，一時離脱方法，血圧低下時の対処方法，停電・断水時の対処方法，災害時の対処方法などがあり，これらを確実に理解し，実施できるように練習する．

▶ 3. 教育スケジュール

当院の実技項目における代表的な内容（プライミング，穿刺，返血，トラブル対処）の練習と実施のスケジュールを**図3**に示す．もっとも重要な穿刺は早い時期から開始し，できるだけ十分に教育を行う．教育期間もさまざまではあるが基本的なスケジュールは変わらない．

▶ 4. 教育の工夫

HHDを行うためには，医療職ではない患者本人と介助者に対して血液透析を在宅で安全に実施できるように短期間で教育しなければならないので，その方法については理解しやすいようにいろいろな工夫をすることが必要である．以下に当院で行っている工夫の一部を示す．

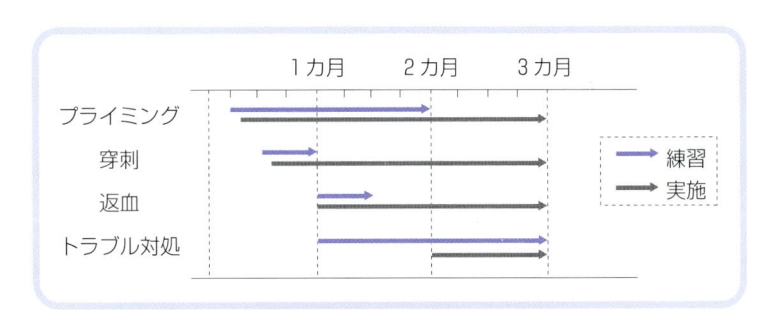

図3 教育スケジュール

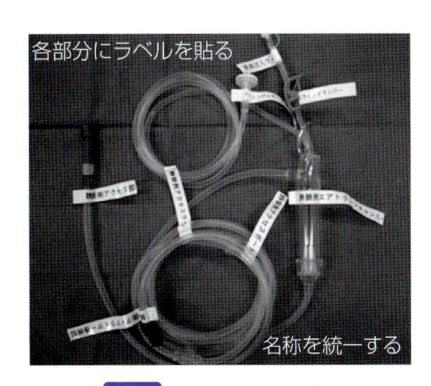

図4 血液回路の工夫

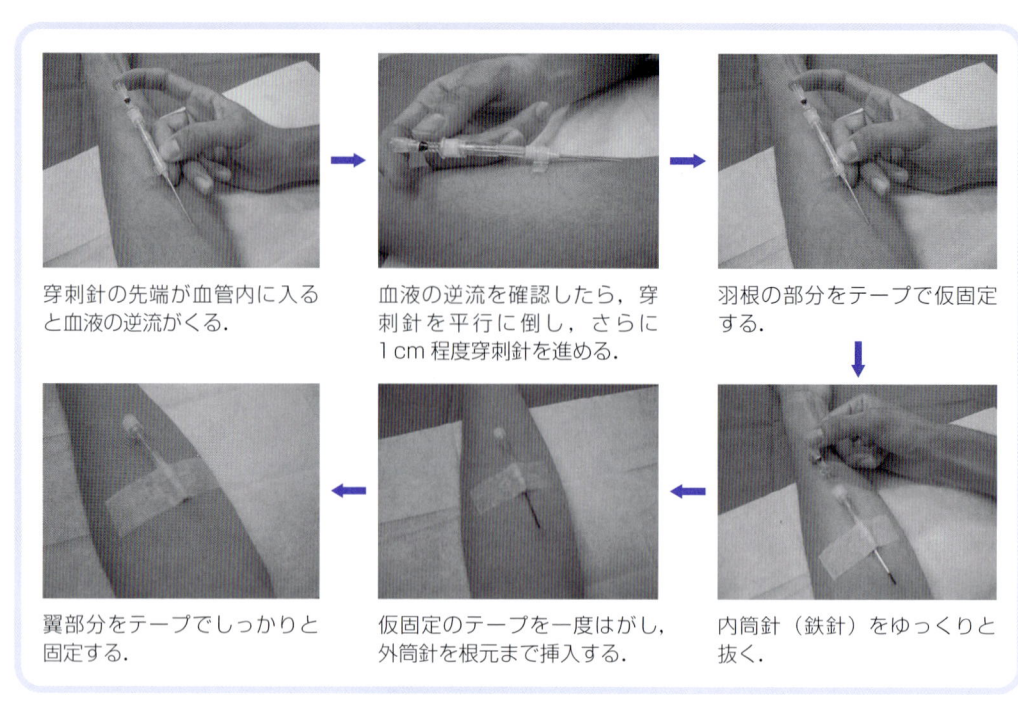

穿刺針の先端が血管内に入ると血液の逆流がくる.	血液の逆流を確認したら，穿刺針を平行に倒し，さらに1cm程度穿刺針を進める.	羽根の部分をテープで仮固定する.
翼部分をテープでしっかりと固定する.	仮固定のテープを一度はがし，外筒針を根元まで挿入する.	内筒針（鉄針）をゆっくりと抜く.

図5 穿刺の工夫（マニュアル）

1) 血液回路の工夫（図4）
① 血液回路各部の名称を記載したラベルを貼り，覚えやすくする．
② 透析室全スタッフ，患者とも統一した呼び方で血液回路各部の名称を呼ぶ．
2) 穿刺の工夫
自己穿刺は，在宅血液透析を行うに当たり必要不可欠であり，重要な透析手技の一つである．自己穿刺を習得してもらうため，まず写真と具体的な説明を書いたマニュアル（図5）を参考に穿刺方法や手技を覚える．その後，模擬血管で感触などを練習し，実際の穿刺を行っていく．
3) ビデオカメラの利用
実際にトレーニングしているところをビデオカメラで撮影し，それを家に持ち帰り自分の手技をよく見て復習する．

4 HHDで使用される装置

▶ 1. 装置の特徴

現在わが国のHHDで使用される装置は，病院やクリニックなどの施設で使用されることを前提として製造された装置である．病院などでは装置操作を熟知した医療従事者が使用するが，HHDの場合は患者本人が教育を受けて操作をし，安全に透析が行われなければならない．そのためHHDで使用される装置は，① 簡便な操作性，② 安全性，③ 小型化，④ 耐久性，⑤ 静粛性の条件が満たさ

れていることが望ましい．

これらの条件は必ずしもHHDで使用される装置のみではなく，病院などでの施設透析装置にも同様に求められている．前にも述べたように，現在わが国のHHDで使用されている装置は専用装置ではない．しかし海外ではすでにHHD専用装置が市販され使用されている．わが国においてもいくつかのメーカーでHHD専用装置の開発が進められている．HHDの現場からは上記の条件をより満たし，患者が安全・安心な透析を行え，なおかつ患者・介助者への負担を抑えた装置の開発が強く望まれる．

2. 装置の設置

透析装置を患者宅へ設置する前に下見訪問を行い，電気・水道設備やスペースの確認を行う．設備に不備のある場合は患者本人や介助者と話し合い，事前に工事を行うなど設置環境の整備が必要である．HHD教育の進行状況や理解度などを担当スタッフが考慮したうえで透析装置設置を行う．装置設置は患者立会いのもと，透析装置・水処理装置のメーカーがそれぞれ1～2名と水道工事業者1名，HHD担当スタッフ2名で行う．作業時間は装置運搬から調整まで含めて3～4時間程度で終了する．

1）下見訪問

下見訪問はHHDスタッフ2名と，医療機器メーカー2名で行う．下見訪問時の確認項目は，①装置設置予定場所，②電源，③ブレーカー容量，④給排水場所，⑤原水圧力，⑥間取り，⑦透析材料保管場所，である．

2）設置場所

まず，透析装置設置予定場所は患者の生活スタイルに合わせた場所を選ぶのが一番よいが，設置場所近辺に流し台や台所などの給排水設備があることが条件となる．設置場所のスペースとしては装置2台で1畳程度である．

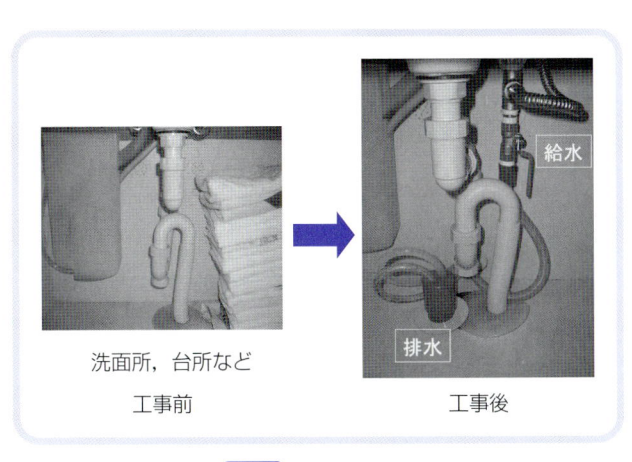

洗面所，台所など

工事前　　　　　　　　工事後

図6 給排水工事

3）電源設備

次に電源は医療用3Pコンセントを透析装置と水処理装置の設置場所近辺に新たに2口設ける．このコンセントの設置工賃は患者負担となる．

ブレーカー容量はHHDで使用する装置の使用電力量を確認し，契約電力容量を上げる．通常は透析装置と水処理装置で20Aに契約容量を上げれば問題はないと思われ，透析専用のブレーカーを設置する．

4）給排水

給排水は透析装置設置場所付近の洗面所や台所の水道を利用する（図6）．給排水管を床下や壁の中に隠す場合の工賃は患者負担となる．また，装置設置場所付近に給排水場所がない場合は新たに水道を引くことも可能であるが，その分改修工事代がかかる．

原水圧力とは水道の蛇口を全開にしたときの圧力である．これは，水処理施設から自宅までの距離や高さの影響を受けるためさまざまであるが，最低限透析を行うのに必要な0.2 MPa以上あることを確認する．また，トイレや風呂など，他の水道を使用したときを仮定して実際に他の水道を使用し，圧力が規定以上保てるかを確認しておく．各家庭の圧力に応じて加圧ポンプや減圧ポンプを取り付ける場合もある．

間取りは装置設置場所を中心に考え，給排水の取り回しや透析材料保管場所などの部屋の位置関係を確認しておく．

透析材料保管場所は1カ月分の透析材料をそこで保管し，3～4回/weekの透析で約2畳分，5～7回/weekでは約3畳分のスペースが必要となる．なお，医療材料を保管するため，直射日光や高温多湿な場所は避ける．

5 管理体制

▶ 1. 定期受診

HHD開始後は治療経過観察として月に一度外来受診を行う．採血，胸部X線，心電図，心エコーなどの検査後，結果の評価を行う．また，1カ月分の透析経過表の集計を行うとともに患者の状況確認や情報交換を実施する．

▶ 2. 定期訪問・定期点検

当院では，HHD開始1年未満の患者は2カ月に一度，それ以外は3カ月に一度，HHD担当スタッフ2名（臨床工学技士，看護師）が患者宅へ訪問する．定期訪問では当院作成の点検表（図7）に則り，装置の点検や消耗品の交換，物品の在庫確認，患者の透析状況や現状の確認を実施する．定期点検は，半年に一度，機器メーカーとともに患者宅へ訪問し，消耗品交換や装置の定期点検などを行う．基本的には定期訪問時と同じであるが，点検項目や交換部品が異なる．なお，当院ではメーカーと5年間のリース契約を結んでいるため，5年が経過した装置は新しい装置と入れ替え，引き上げられた装置は工場でオーバーホールが行われる．

図7 当院のHHD訪問時点検表

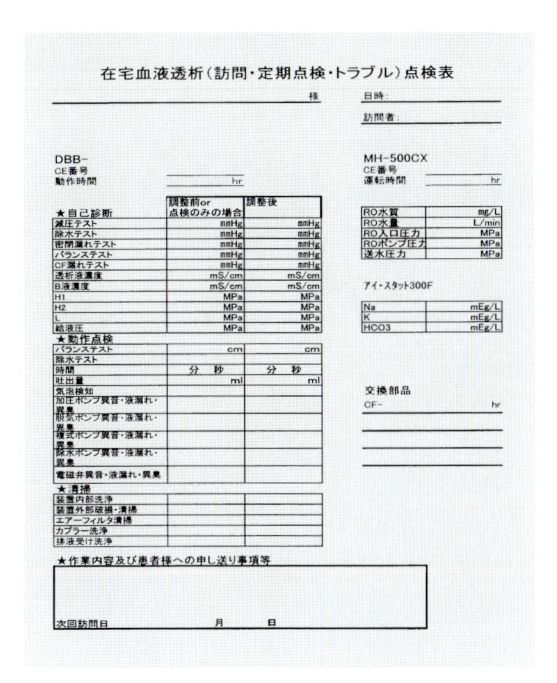

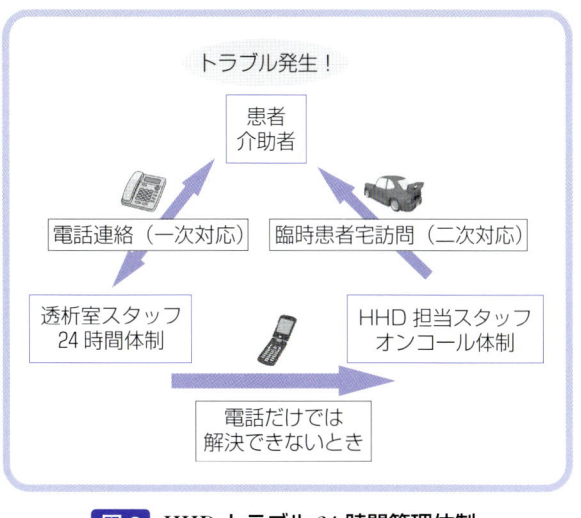

図8 HHDトラブル24時間管理体制

HHDの場合，3カ月に一度の点検で装置の異常の有無を判断し，故障に至る前に対処することが重要となる．

3. トラブル対応

当院の臨床工学技士は当直制をとっているため24時間の対応が可能である（オンコール体制）．患者宅で何らかのトラブルが発生した場合は透析室へ電話連絡が入り，電話のみで対応可能なものを一次対応としている．電話だけでは解決できないトラブルに関しては，透析室からHHD担当スタッフへ連絡が入り患者宅へ臨時訪問を行う，これを二次対応としている（図8）．当院HHDでの2001年1月〜2006年12月までの全トラブル発生件数は51件で，そのうち49件は一次対応にて解決している．

HHDでのトラブルは患者や介助者にとって大きな不安要素であるため，トラブル発生時には内容の詳細をいち早く把握し，的確な判断を下すことが重要である．また，機器メーカーやHHD担当者同士の連携を円滑にとれる体制を整えておかなければならない．

4. 物品供給・廃棄

現在，透析液，ダイアライザ，血液回路はメーカーから直接患者宅へ配送となっている．それ以外の透析材料は定期受診時に患者へ直接渡している．今後，すべての物品を患者宅への配送となるようシステムの構築を進めている（図9）．

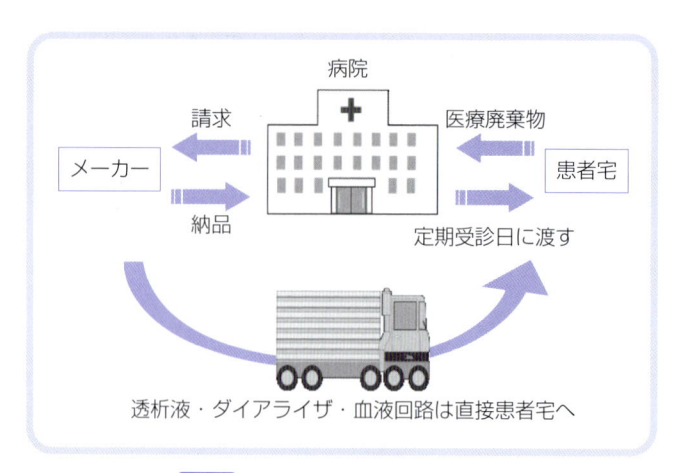

図9 物品供給・廃棄システム

廃棄物は地域によって処理方法に違いがあるため，血液の付着した医療廃棄物に関しては患者が月に一度の外来受診時に病院へ持参し，廃棄をする．血液回路やダイアライザの袋・生理食塩水のパックなどは一般廃棄物として，その地域の処理方法に則った形で処理している．透析液の空タンクは，配送業者が宅配のときに引き取るシステムとなっている．

6 メリットとデメリット

▶ 1. HHD のメリット

施設透析では週に3回透析を施行しているため，1カ月にすると計13回の透析が主流となっている．しかし，HHDでは規定された回数が存在しないため連日短時間透析や長時間透析を行うことが可能となり，個人差はあるものの貧血や低栄養状態の改善，血液検査データ〔BUN，クレアチニン（Cr），リン，β_2-microglobulin（β_2-MG）など〕の改善が認められる場合が多い．

自分の都合に合わせて自由に透析のスケジュールを決められる点や，社会復帰が容易な点，透析中家族と接する時間を多くとることが可能な点が挙げられる．

▶ 2. HHD のデメリット

施設透析とは違いスタッフがいないため，いろいろなトラブル時の対応はすべて自分で行わなくてはならない．また，HHDでは透析患者本人の自己管理が大切になり，血圧の変動やシャントの状態確認，体重の変化などにおいて施設透析患者以上に本人が気をつける必要がある．

HHDを実施するには透析患者本人だけではなく介助者が必要となり，患者とともに介助者は一定の教育訓練を受けなければならない．HHD開始後も介助者は透析中に拘束を受けるため肉体的・精神的負担が大きい．

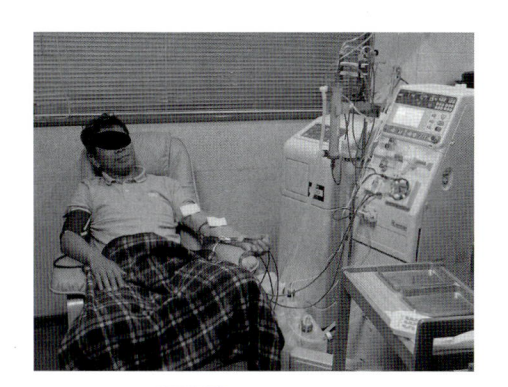

図10 HHD風景

7 普及しない理由

　初めにHHDの知名度・認識度が低いことが挙げられる．HHDをよく知らないとか中途半端な情報では不安材料になるばかりである．

　医療施設側の問題点としては，教育，機器管理，物品管理などのスタッフ，緊急時などの24時間オンコール体制やその他のHHDを教育管理する体制・組織を作るのが大変であること，HHDの保険点数が低いことなどがある．

　患者側の問題点としては，HHD自体をよく知らないこと，介助者が必要となること，自己穿刺をしなくてはならないこと，自己管理と自己責任が必要になることなどがある．

おわりに

　透析患者数が年々増加し続けるなかで，透析療法は変化せざるをえない時期がきたように思える．今まではほとんどの患者に同じような方法で透析療法を行うことが良いとされてきたが，これからはそれぞれの患者ごとに合わせた透析療法を適正に行うことが理想と思われ，その重要な一方法としてHHDは必須と考える．そのためにも前述した普及しない理由や問題点を早急に解決する必要があると思われる．実際にHHDを始めた患者を見ていると，検査データなどはもちろんであるが，その顔色，眼の輝きや雰囲気までとても良くなっていく姿を筆者は何人も経験している（**図10**）．

参考文献

1) 小川洋史：在宅血液透析の導入プログラム．臨牀透析　2007；23：1389-1394
2) 宮下美子：在宅血液透析のための教育・研修・管理の実際．臨牀透析　2006；22：1438-1441
3) 山下芳久，塚本　功：在宅血液透析装置．臨牀透析　2007；23：890-897

（山下　芳久）

〔初出：臨牀透析　vol. 24　no. 4, 5　2008〕

血液浄化療法—基礎から応用まで

第Ⅲ章　血液濾過療法

⑪ 血液濾過
[Hemofiltration；HF，Extracorporeal ultrafiltration method；ECUM]

Key words　HFの原理，HFと透析，HFの効率

■ はじめに

　血液濾過（hemofiltration；HF）と体外限外濾過（extracorporeal ultrafiltration method；ECUM）は，血液透析（hemodialysis；HD）が拡散を主原理とするのに対し，濾過を主原理とする血液浄化方法である．中分子量領域に属する尿毒症物質の除去が重要視されるとともに，HDと比べより大きな分子量が除去可能なHFが注目され，HFの技術や血液濾過膜などの開発研究が一時盛んになった．しかし，血液透析濾過（hemodiafiltration；HDF）が登場するとHFの原理上，小分子量領域の効率が劣るなどで次第に利用機会は減少し，現在は末期腎不全患者の維持療法としての選択は少なくなった．HFの一つであるECUMは，体液量の調整に特化した血液浄化法である．

1 特　徴

　HFは半透膜からなる血液濾過器（hemofilter）を用いて血液の濾過を行う．図1にHFの原理を示す．血液側に陽圧，または濾過液側に陰圧をかけ，血液を大量に濾過する（図1①）．このとき，血液中の水分とともに溶存している溶質，つまり電解質や尿毒素なども同時に除去される．この血液が濾過されて，水とともに溶質が移動する現象をconvectionという．convectionによって血液から除去される物質の大きさは半透膜の膜孔の径に依存し，人体に必要な物質はほとんど除去しない大きさの膜孔になっている．血液濾過器の膜孔を通過できる物質であれば分子量に関係なく，ほぼ同じ効率で除去することができる．除去されて不足した水分や電解質などの有用な物質を適正に補うため，濾過型人工腎臓用補液〔補充液（substitution fluid）または置換液（replacement fluid）〕を連続的に補充

①convection　②補充液または置換液の連続的な補充　③除水量

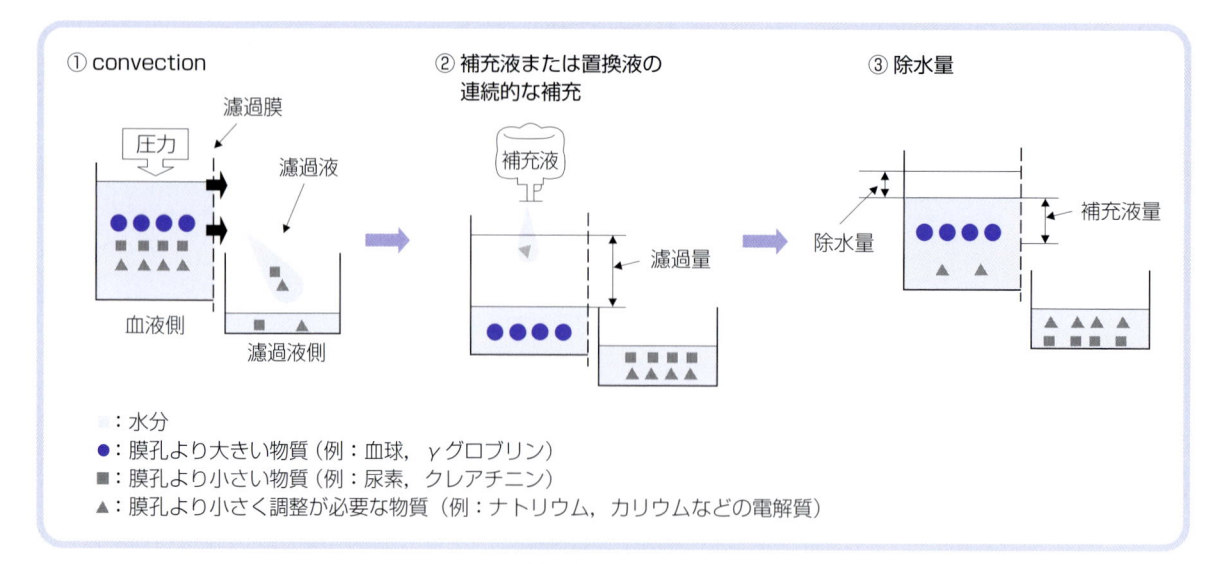

- ：水分
- ●：膜孔より大きい物質（例：血球，γグロブリン）
- ■：膜孔より小さい物質（例：尿素，クレアチニン）
- ▲：膜孔より小さく調整が必要な物質（例：ナトリウム，カリウムなどの電解質）

図1 HFの原理

する（**図1**②）．体重減少量は補充液の注入量で調整し，体重減少量＝濾過量－補充液量となる（**図1**③）．血液濾過器の溶質除去量は濾過量に比例するため，除水性能は血液透析器よりも優れたものを用いる．

2 HFの実際

HFを行うには，HF対応装置，血液濾過器，補充液が必要になる．**図2**にHFの回路構成を示す．

▶ 1. HF装置

HFは対応している多用途透析装置を用いて行う．多用途透析装置は治療モードを切り替えることにより，HF，HD，HDFのいずれかを選択して血液浄化を行う．HFが行える現在市販されている代表的な装置として，TR-770シリーズ（東レ・メディカル），DBG-03，DCG-03（日機装），NDFシリーズ（ニプロ），4008シリーズ（フレゼニウス メディカル ケア）がある．HFは大量の濾過量と補充液量のバランスを正確に制御する必要があり，制御する方式は容量制御方式と重量制御方式がある．

▶ 2. 血液濾過器

診療報酬上の機能分類では，ヘモフィルタと表記される．血液濾過器の性能には，篩係数（sieving coefficient；SC）と濾過速度（filtration rate；FR），cut off point（膜孔を通過可能な最大分子量）などの大きいものが求められる．現在市販されている血液濾過器はUFシリーズ（ニプロ），HFシリーズ（東レ・メディカル）などがある．

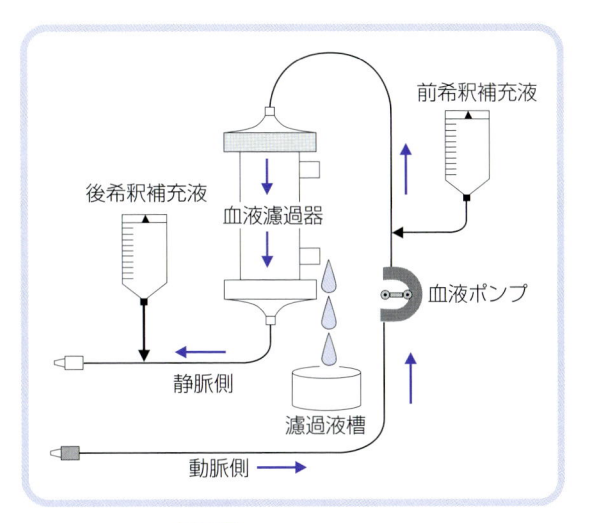

図2 HFの回路構成

表 補充液の組成

商品名	会社名	Na	K	Ca	Mg	Cl	HCO₃	L-乳酸	酢酸	ブドウ糖 (mg/dl)	浸透圧比
サブラッド-A	扶桑薬品工業	140	2	3.5	1.5	107	—	—	40	—	
HF-ソリタ	味の素ファルマ	138	2	3.8	1.5	107.3	—	38	—	—	
サブラッド-B	扶桑薬品工業	140	2	3.5	1	111	35	—	3.5	100	1
サブラッド-BS											
HF-ソリタ・B	味の素ファルマ										
HF-ソリタ・BW											
サブバッグ-Bi	ニプロ										

電解質（mEq/l）

▶ 3. 補 充 液

　補充液は現在3社が発売している．表に各社の補充液の組成を示す．ほぼ透析液と同じで，細胞外液に近い組成である．補充液のアルカリ化剤は当初，酢酸か乳酸が用いられていた．また，ブドウ糖が含まれていなかった．現在の補充液のアルカリ化剤は酢酸から重炭酸塩となり，ブドウ糖も加えられ，より生理的な組成になっている．重炭酸塩の補充液の剤形は透析液と同じく，炭酸水素イオンがカルシウム（Ca）イオンやマグネシウム（Mg）イオンと反応して沈殿を形成するため，容器を別々にしたA液，B液の2剤の構成になっている．最近の剤形はダブルバッグ式で上下室にA，B液を配置したものが主流となっている．いずれもA液，B液を使用直前に混合して使用する．ダブルバッグ式は2剤の隔壁を加圧して破り混合して使用する．この方式は準備の手間が省ける利点がある．しかし，誤ってA，B液を混合せずに使用する場合も考えられる．そこで誤って

下段の薬剤のみが投与された場合を考え，下段の薬剤の浸透圧比を約1にすることで安全性に工夫を行っている．

補充液の投与方法は，血液を濾過前に動脈回路側から補充液を投与して，血液を希釈後に濾過を行う前希釈法（pre-dilution）と，濾過後に静脈回路側から補充液を投与する後希釈法（post-dilution）の2法がある．

前希釈法は濾過前に血液を希釈した状態で濾過を行うため，効率を高めるには大量の濾過量と補充液量が必要になる．一方，後希釈法は血液を希釈しないため，目的物質を高い濃度のまま濾過を行うことができる．そのため前希釈法と比べ効率がよく補充液量が少なくてすむ．反面，濾過による血液の濃縮が強くなり，濾過膜表面に蛋白質のゲル層（protein cake）が発生し，ファウリングという現象が起き，濾過量が低下してしまう．また，濾過膜の目詰まりも起きやすくなる．そのため，前希釈法と比べると膜性能の経時劣化が大きくなる．

▶ 4. 物質除去性能

HFのクリアランスはSCとQ_Fで規定される．以下にクリアランスとSCを求める式を示す．

1）後希釈法のクリアランス

$CL = Q_F \times SC$

2）前希釈法のクリアランス

$CL = Q_F \times [Q_{Bi}／(Q_{Bi} + Q_S)] \times SC$

CL：クリアランス（ml/min），Q_F：濾過流量（ml/min），Q_S：補充液流量（ml/min），Q_{Bi}：濾過器入口の血液流量（ml/min）

3）SC（篩係数）

式① SC＝濾過液の濃度÷血液入口濃度

式② SC＝濾過液の濃度÷[(血液入口濃度＋血液出口濃度)/2]

SCは尿素，クレアチニンなどのような膜孔を十分に通過できる小分子量物質であれば，血中濃度と濾過液中濃度は同じで，SCは1.0となる．後希釈法ではSCが1.0の場合，1分間当りの濾過速度がそのままクリアランスとなる．たとえば，SC 1.0のある物質が含まれる血液を80 ml/minの速度で濾過すると，その物質のクリアランスは80 ml/minとなる．そのため濾過速度が高いほど除去効率が上昇する．

濾過速度は4時間の後希釈法では，体液置換量は体外循環血液流量の1/3で20〜25 l，前希釈法では体液置換量は体外循環血液流量＋50 mlで70〜80 lが上限であるとされている[1]．しかし，70〜80 lの補充液をボトルやバッグで投与するのは現実的ではなく，on-line HFも試みられている[2]．

3 適 応

診療報酬上の適応は，「血液透析によって対処できない透析アミロイド症，若

しくは透析困難症の患者又は緑内障，心包炎若しくは心不全を合併する患者」とされている[3]．

1. HD と HF

HD と HF の除去性能を比較すると，HF は中分子量物質から，HD ではほとんど除去できない大分子量物質の除去効率に優れている（図3）[4]．しかし，最近は HD は透析器の性能が向上し，β_2-ミクログロブリン（分子量 11,800 Da）の 60% 以上が除去可能なものも出現している．そのため，この分子量領域での HF の除去性能の優位性は薄れてきている．

HF の長所には，短期的なものと長期的なものがある．短期的，つまり治療中の長所としては血圧の安定である．HD は小分子量物質の是正が急に起きるため，血液と組織間液や細胞内液との浸透圧差が生じやすい．そのため血管内の水分が組織間などへ移動する可能性がある[4]．つまり，HD ではダイアライザからの除水量以上に血管から水分が除去されてしまう．除水を行わない透析でも，血管から水分が除去されてしまう．HF はこの現象が起きにくいため，HD と比べ循環動態が安定しやすいとされている．長期的には中分子量物質の除去に優れているため，前述の HF の適応のほか，透析アミロイドーシス，瘙痒症，restless legs syndrome，イライラ感などの改善が期待できる[5]．

一方，短所は専用の装置を必要とする，補充液が必要で，操作が煩雑である，そして，最大の短所は小分子量物質の除去効率が低いことが挙げられる．また，膜孔が大きいためにアミノ酸など人体に必要な物質の過剰除去が考えられる．

2. ECUM

ECUM は体液量の是正に特化した血液浄化法である．HF 同様に血漿浸透圧の

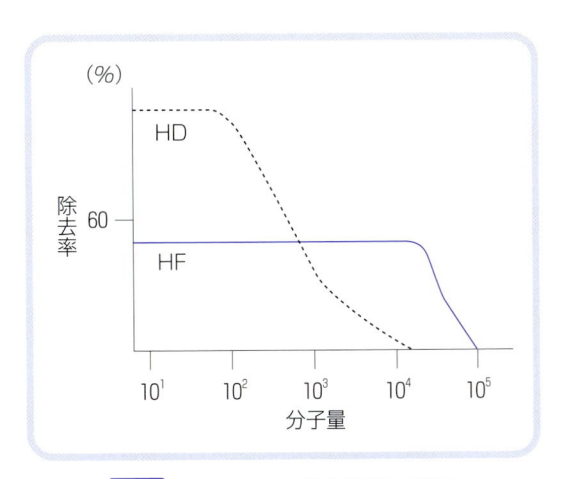

図3 HD，HF の除去物質の差異

〔小高通夫，他：日本臨牀 1991；49(増刊)：396-397[4] より引用〕

低下が少ないことから，最大の利点は安定した血圧で除水が行えることである．また，治療中の血液を温める機構がないため，血液が冷え，低温透析施行時と同様の血圧安定効果も考えられる．適応は溢水時の肺うっ血症状があるときや，大量の除水が必要なとき，透析中は除水による血圧低下が大きい場合に，除水を目的として行う．古くは，ドライウエイト（DW）を求めるときに行われることもあった．ECUMは単独で行う場合やHD時に併用する場合がある．また，単独でのECUMはHFと違い，特別な装置を必要とせずに行える．血液透析器を利用し，血液回路と送血ポンプの構成で行える．除水量の調整は，あらかじめ血液透析器の除水能力から必要な除水圧を算出し，ボックスクレンメで血液静脈回路の抵抗を増大させて調整する．現在はほとんどの透析装置にECUMモードが備えられ，より簡単に行えるようになっている．

おわりに

HFは糸球体基底膜と同じような働きをする血液浄化法として，さまざまな検討が行われてきた．しかし，操作性や除去効率の問題などで使用機会は減少しており，今ではlegacy device的な存在となってきた．ECUMもHD時の血圧の安定にさまざまな工夫がされるようになり，その出番は少なくなってきている．しかし，HFからHDFや持続的血液濾過透析などに発展してきたなど，その功績は大きいと考える．

文　　献

1) 三輪真幹, 新里高弘：実用血液浄化療法．1999, 55-56, 秀潤社，東京
2) 金　成泰：透析液水質管理＆オンラインHDF．1996, 192-193, メディカルレビュー社，東京
3) 診療点数早見表2006年4月版．2006, 358-359, 医学通信社，東京
4) 小高通夫, 田畑陽一郎, 室谷典義：血液濾過法概論．日本臨牀　1991；49（増刊）：396-397
5) 篠田俊雄：こんなときに血液濾過法（HF）を用います．透析ケア　1997；3：119

（渡辺　信行）

〔初出：臨牀透析　vol. 24　no. 6　2008〕

第Ⅲ章 血液濾過療法

⑫ 血液透析濾過 [Hemodiafiltration；HDF]

Key words　HDF，HD，HF，濾過，補液

はじめに

わが国の慢性維持透析患者は29万人を超え，種々の原疾患への対応はもちろんであるが，超長期透析例や重篤な循環器合併症を伴う症例への対応を求められることがある．これらへの有用な対策の一つとして，血液浄化療法の治療モードを変更する場合がある．本稿は治療モードのうち血液透析濾過について述べる．

1 HDFとは

腎不全のための血液浄化療法には，腹膜と人工膜を利用する二つの方法がある．後者には血液透析（hemodialysis；HD），血液濾過（hemofiltration；HF），血液透析濾過（hemodiafiltration；HDF）の3法がある．各法の老廃物除去はHDが拡散，HFが濾過で行い，HDFは両法を併せもつ．近年になり，透析液を補液として用いる方法やHDF用フィルタ内部で濾過と補充を行う方式のものもHDFの区分に加えられる場合もある．よってHDFは，拡散による除去および濾過と補液（透析液も含む）による補充を同時に行うことで血液を浄化する方法と定義できる．

2 原　理

HDは半透膜を介して血液と透析液を接触させ，両液の濃度差を利用し拡散により対象物質を除去する．濃度差を利用した物質移動のため膜面近傍での拡散能が低下し，分子量が大きくなるに従い除去効率が低下する（**図1①**）．

一方HFは，透析液を用いず半透膜を介して直接血液中に含まれる対象物質を同等の濃度で濾過により除去し，結果的に過剰な濾過となった，おもに電解質成分を補液（置換液，補充液とも呼ぶ）として血液中に補充する．濾過では血清成

① HD の除去（拡散）

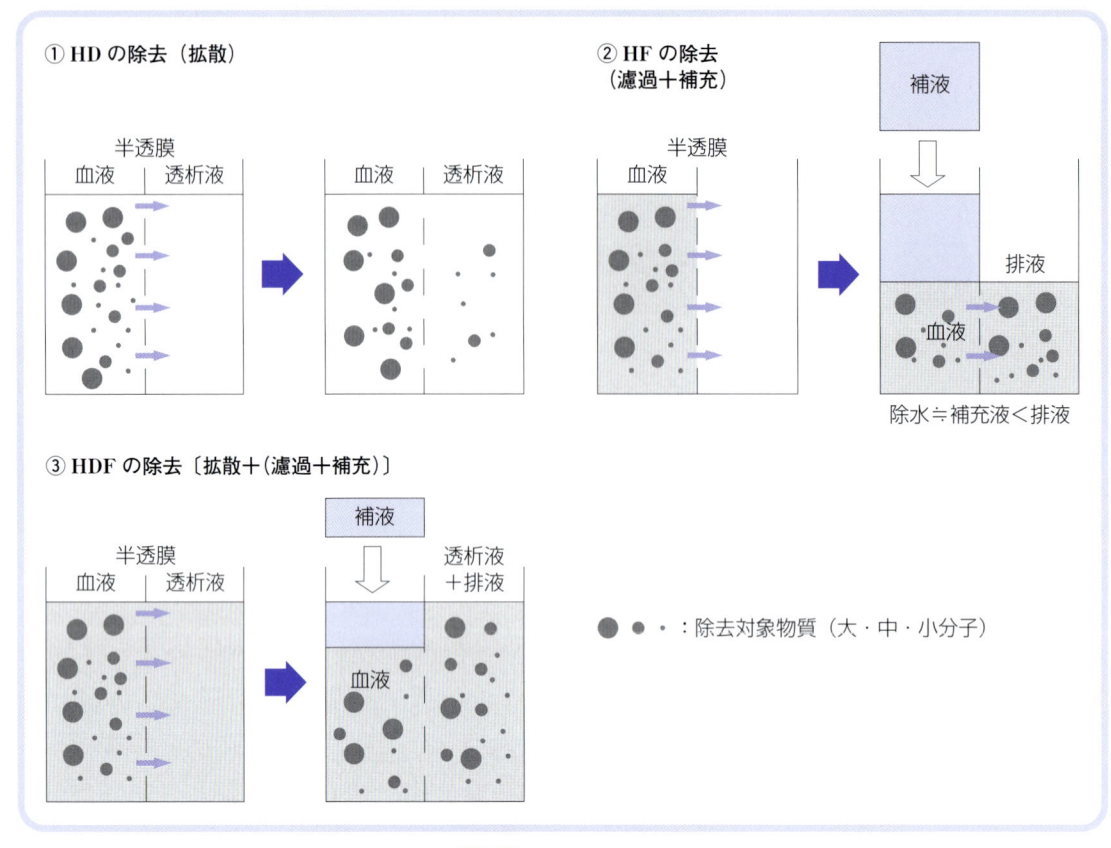

② HF の除去（濾過＋補充）

③ HDF の除去〔拡散＋（濾過＋補充）〕

● ● ・：除去対象物質（大・中・小分子）

図1 HDF の原理

分に含まれる物質をほぼ同濃度で除去可能なため，HD に比し大分子量物質の除去効果が優れている（**図1**②）．しかし直接血中に注入する補液が高価で，かつ機器の操作・管理が煩雑である．補液は市販の濾過型人工腎臓用補液（20～100 *l* 程度）を用いることが一般的である．これらに対し HDF の特長は，HD の拡散を用いた小分子除去と，HF の濾過・補液での中・大分子量除去特性を併せもつ治療法である（**図1**③）．

近年になり透析液をある種のフィルタ（endoxin retentive filter）で濾過し，清浄度を担保したうえで濾過型人工腎臓用補液の代用とする方法が提唱され，臨床にも応用[1,2]されている．

3 種　類

HDF は，補液の供給方式により① Off-line HDF，② On-line HDF[1]，③ Push & pull（P/P）HDF[2]，④ 内部濾過促進型 HDF[3,4] に分類される（**表1**）．

Off-line HDF は，薬価収載されている濾過型人工腎臓用補液を補充に用いる．一方，On-line HDF は体内へ注入する補液（透析液）をベッドサイドで作製する．そのため精度の高い清浄度の管理が必要不可欠である．臨床的には，平成

表1 HDFの分類

1. 補液の供給方式による分類
　1) Off-line HDF
　2) On-line HDF
　3) Push & pull（P/P）HDF
　4) 内部濾過促進型 HDF

2. 希釈部位での分類
　1) 前希釈法（pre-dilution）
　2) 後希釈法（post-dilution）
　3) 前後同時希釈法（pre & post-dilution）

※Off-line HDF は濾過型人工腎臓用補液（薬価収載）を使用する．

①：前希釈法（pre-dilution）補液量 20～100 l 程度
②：後希釈法（post-dilution）補液量 5～20 l 程度
① and ②：前後同時希釈法（pre & post-dilution）

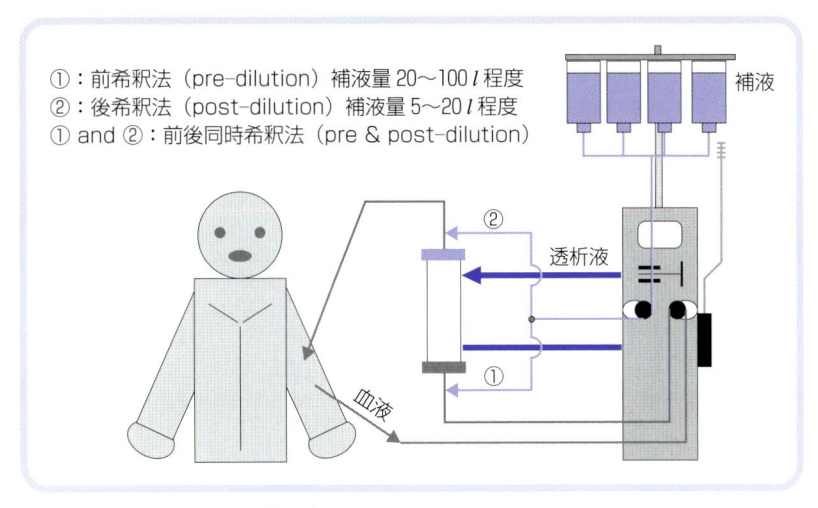

図2 HDF 希釈部位での分類

　22年1月に On-line HDF/HF 治療装置の一部変更申請が承認され，本邦においても当該装置を用いることで本治療が施行可能となった．同様に P/P HDF も，専用の装置を用い透析液を血液側に出し入れする．またとくに専用の装置を使用せず，透析中にダイアライザの入口部で正濾過，出口部で逆濾過が大量に発生するように中空糸を長く細径化したものや，高充填化し中空糸内部で濾過量を促進させることで物質除去性能を向上させる内部濾過促進型に分類される．いずれの種類であっても透析液を厳重に管理したうえで，治療を行う必要がある．

　以後，本項では Off-line HDF の解説を行う．他方法は別項を参照願いたい．

　これらの供給方式に加え，補液の希釈部位で前希釈法（pre-dilution），後希釈法（post-dilution）および前後同時希釈法（pre & post-dilution）に分類される[5]．それぞれの特徴は，前希釈法は図2の①より補液を注入する方法で血液を補液で希釈するため，血中濃度が低下し，拡散による除去能が低くなる反面，フィルタの経時的な性能低下となる蛋白の目詰まりが起こりにくい．後希釈法は，濾過を行った後に図2の②より補液する方法で，血中濃度が低下しないため除去効率も高い．両者の β_2-microglobulin（β_2-MG）の除去効果を検討し，前希釈法で後希釈法と同等の効果を得るためには補液量が約 2.6 倍必要と報告[6]されている．

しかし後希釈法はフィルタ内で過度の濃縮が起き，目詰まりを発生させる場合もある．また治療時のアルブミン喪失は前希釈法に比し後希釈法が高値であるが，前希釈法であっても補液量が大量（50lを超える程度）の場合は，アルブミン喪失量が多くなるため注意が必要となる．前後同時希釈法は図2の①，②より同時または比率を変え補液を行うことで，両法の欠点を補う目的として考案されているが，煩雑なシステムであり臨床での使用例は少ない．

4 適 応

▶ 1. 健康保険上の扱い

1) HF

「人工腎臓における血液濾過は，人工腎臓の必要な患者のうち，血液透析によって対処ができない透析アミロイド症若しくは透析困難症の患者又は緑内障，心包炎若しくは心不全を合併する患者について，血液透析を行った上で，その後血液濾過を実施した場合に限り算定できる」と通達されている[13]．

2) HDF

「人工腎臓における血液透析濾過は，人工腎臓の必要な患者のうち，血液透析によって対処ができない透析アミロイド症又は透析困難症の患者について実施した場合に限り算定できる」と通達されている[13]．

HDFの適応は，「透析アミロイド症又は透析困難症の患者」と記載されており，HFの適応と一部重複している．しかし臨床の場では，透析アミロイドーシス関連の予防，進行の遅延および改善を目的に広く臨床応用する場合もある[7,8]．HDFの適応の1例を示す（**表2**）[9]．

表2 HDFの適応症例

- 透析アミロイドーシス
- 皮膚瘙痒
- いらいら感
- 不眠
- 食欲不振
- Restless legs syndrome
- 末梢神経障害
- エリスロポエチン不応性腎性貧血
- 透析時低血圧
- 多臓器不全
- 透析アミロイドーシスの進行の抑制，発症の遅延
- 栄養指数の改善
- 動脈硬化の進行の抑制

〔小野正孝，他：HDFの適応病態．日本HDF研究会 編：HDF療法ハンドブック．2000, p.118, 南江堂，東京[9] より許諾を得て改変し転載〕

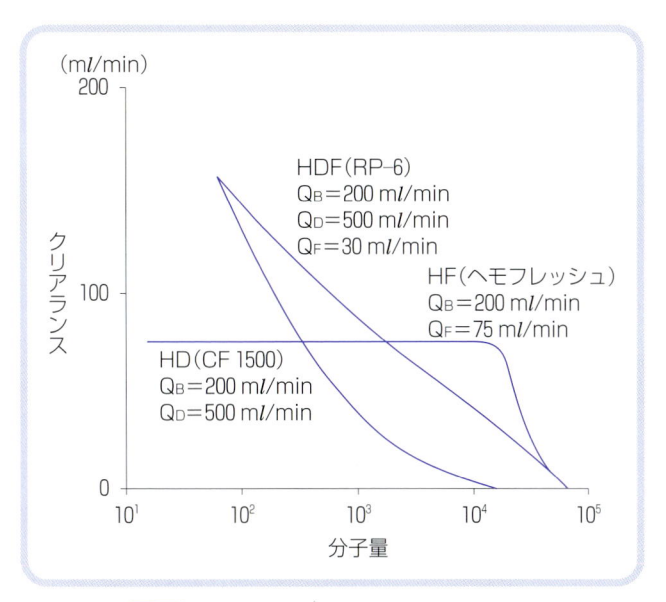

図3 各種血液浄化法における分子量とクリアランスの関係

〔峰島三千男,他:人工腎臓装置.臨床工学技士指定講習会テキスト.1988,p.280,金原出版,東京[10]より引用〕

▶ 2. HD, HF との比較

　HD,HF と HDF の物質除去性能を比較する目的で,対象物質の分子量とクリアランス(CL)の変化を示す(**図3**)[10].HF は濾過による除去であるため,CL は分子量に依存せず濾過速度に依存する.HD は拡散による除去であるため対象物質の分子量に大きく依存し,中・大分子量域で低下する.一方 HDF は,対象物質の分子量に依存しつつも小〜大分子量物質まで良好な CL を示す.また HDF の臨床効果として循環器系の安定性が報告されている[11].これは HD では拡散による除去のため血液,組織間液,細胞内液に濃度勾配が生じるため種々の透析困難症症状を呈すと考えられている.しかし HDF,HF では濾過による除去が加わるため血漿浸透圧の変化が少なく,治療中,治療後の不定愁訴が少ないものと考えられ,透析困難症例に HDF が選択される一要素である.

5 施行方法

　1)HD で対処不能な症例の選択(前項 4 参照)

　2)治療条件の決定(フィルタの選択,補液の種類・量,補液の方法,血流量,治療時間など)

　注:フィルタは原則として専用の透析濾過器を用いる.ただし,Ⅳまたは Ⅴ 型ダイアライザを使用する場合もある.監視装置は通常,各社より市販されている HDF 専用機を用いる場合が多い.

3）治療の開始

症状の観察，バイタルサインの変化，生化学データ，とくに低アルブミン血症，蛋白異化率（PCR）などの変化に注意する．

注：治療中は血液の過濃縮に注意が必要，またアルブミンの喪失（2～4g/治療程度）にも注意[12]が必要である．

＜補液量と除水量の関係＞

例：2,000 m*l* 除水，補液量 20 *l*（20,000 m*l*）の場合

① 総除水量＝2,000 m*l*＋②

② 補充量＝20,000 m*l*＋生理食塩水使用量（プライミング時充填量＋返血時使用量）

治療前後での体重減少量＝①－②

HDF 専用機では，補液量を設定すると同等の量を自動的に除水する機構が内蔵されている．

4）HDF の効果の評価と治療条件の検証

選択した症例の臨床症状の変化を継続的に観察（可能な限り科学的に実施．例：痛み疼痛スコア，身体的健康度：SF-36 など）する．また，治療条件（フィルタの種類，補液の種類・量・方法，血流量，治療時間など）と効果の検証を行い，より効率的な治療を実施する．

おわりに

HDF は使用するフィルタの透過性能，除去特性の向上と透析液を補液として用いる方法が加わり，大幅に用途が拡大しつつある治療法である．臨床使用では，大量液置換を行う治療であることを念頭におき，基本原理を正しく理解し，症例の観察と用いる機器の十分な保守管理が重要である．

文献

1) 高宮登美，高官茂成，今村公亮，他：ON-LINE HDF の試み．腎と透析 1993；34（別冊ハイパフォーマンスメンブレン '93）：121-124

2) 三輪真幹：push and pull HDF の基礎と臨床．臨牀透析 1996；12（別冊 HDF 療法 '96）：12-17

3) 柴田 猛，甲斐 章，栗森誠子，他：Dialyzer の逆濾過を応用した β_2-MG の検討—Seminephron HDF．腎と透析 1994；36（別冊ハイパフォーマンスメンブレン '94）：17-21

4) 細谷範行，佐々木正富，竹澤真吾，他：大量液置換可能な透析器の開発．腎と透析 1995；38（別冊ハイパフォーマンスメンブレン '95）：94-96

5) 砂子澤裕，竹澤真吾：血液濾過と血液濾過透析—概論．血液浄化療法（上）．日本臨牀 2004；62：228-233

6) 栗原正巳，新井京音，鈴木安信，他：On-line HDF における希釈方法の違いによる置換液量の検討．腎と透析 2004；57（別冊 HDF 療法 '04）：86-87

7) 金 成泰，山本千恵子，石原則幸，他：HDF の臨床効果—HDF 研究会アンケート調査結果より．腎と透析 2006；59（別冊 HDF 療法 '06）：23-28

8) 金 成泰：HDF の適応と臨床効果．医学のあゆみ 183；314-319；1997

9) 小野正孝，斉藤和洋，小川洋史：HDF の適応病態．日本 HDF 研究会編：HDF 療法ハンドブック．2000, 117-123, 南

江堂，東京
10) 峰島三千男，他：人工腎臓装置．臨床工学技士指定講習会テキスト．1988, p.280, 金原出版，東京
11) 篠田俊雄：HF, HDF の臨床効果．前田貞亮，前川正信，川口良人 編：透析フロンティア―透析療法における様々な疑問に答える series 3．2000, 164-173, メディカルレビュー社，大阪
12) 金 成泰，村山憲一，山本千恵子，他：セントラルオンライン HDF システムの安全性と蛋白除去特性．腎と透析 1994；36(別冊 ハイパフォーマンスメンブレン '94)：22-27
13) 医科診療報酬点数表（35版）．2008, p.328, 社会保険研究所，東京

(内野　順司)

〔初出：臨牀透析　vol. 24　no. 8　2008〕

第Ⅲ章 血液濾過療法

⑬ オンラインHDFとプッシュ＆プルHDF
[On-line HDF and Push & pull HDF]

Key words　長期透析患者，大量濾過透析療法，透析液の水質管理，アルブミン損失，透析液の密閉回路

はじめに

　長期透析患者が抱える問題点は，老廃物の蓄積，炎症物質の混入が合併症の起因となり，原因と思われる排除すべき尿毒素は大分子量物質に傾いている点であると思われる．しかしながら，通常の血液透析（HD）やOff-line 血液透析濾過（HDF）では十分な効果が得られないことがあり，重要な栄養素であるアルブミン損失を多少犠牲にしながらも，分子量3万近傍の尿毒素の除去を大量濾過を用いて効率よく行うOn-line HDFやPush & pull HDFを選択する場合がある．

　治療環境において，2010年の治療報酬の改定により「透析液水質確保加算」が加わり，無菌の透析液供給が保障される管理体制が整った．また，同時期にOn-line HDF療法が認可されたことにより，各社からOn-line HDF専用装置が次々と発表されている．

1 適　応

　長期透析患者が抱える透析アミロイド症や動脈硬化症などの予防や病態の遅延を目的としている．骨・関節痛，皮膚瘙痒症，イライラ感，不眠などの精神神経症状，色素沈着などの愁訴や腎性貧血，栄養障害など，低分子量蛋白領域の尿毒素の蓄積[1),2)]が原因と思われる症状に用いられる．

2 原理と特徴

　大量濾過とは通常10*l*以上を指し，Off-line HDFにおいても濾過を是正するための置換液用の調剤透析液バッグを複数使用すれば大量濾過透析療法は可能であるが，On-line HDFやPush & pull HDFでは，極限までに清浄化した透析液を置換液または逆濾過液として大量流用するので，治療効果ばかりでなく治療中

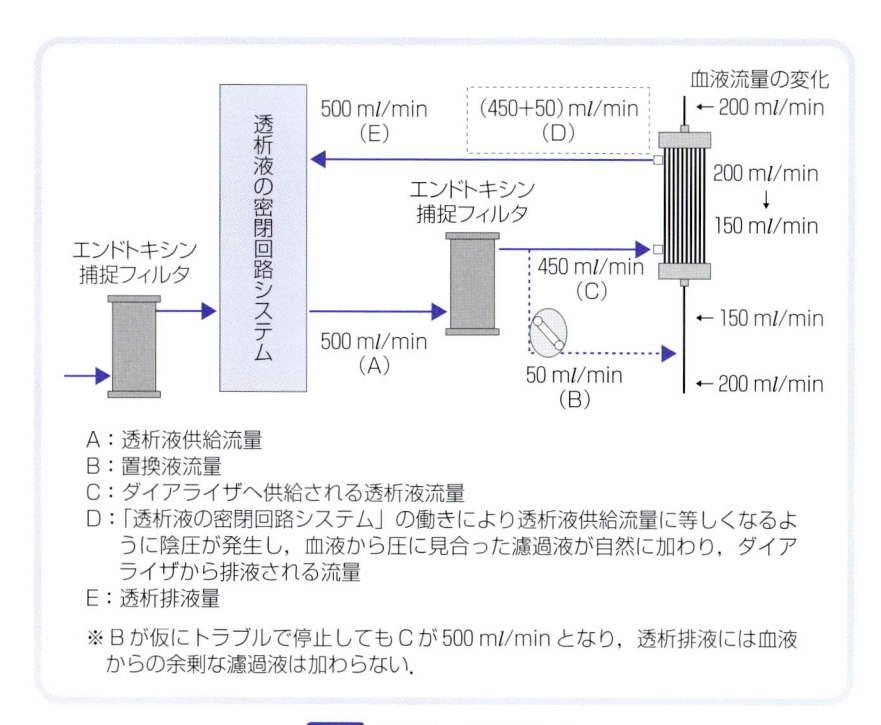

```
                                        血液流量の変化
              500 mℓ/min   (450+50) mℓ/min   ← 200 mℓ/min
透析       ←    (E)    ←     (D)
析液の密閉回路システム          エンドトキシン             200 mℓ/min
                            捕捉フィルタ                  ↓
エンドトキシン                                         150 mℓ/min
捕捉フィルタ         →            →  450 mℓ/min
                        500 mℓ/min    (C)
                          (A)                    ← 150 mℓ/min
                                   50 mℓ/min
                                     (B)         ← 200 mℓ/min
```

A：透析液供給流量
B：置換液流量
C：ダイアライザへ供給される透析液流量
D：「透析液の密閉回路システム」の働きにより透析液供給流量に等しくなるように陰圧が発生し，血液から圧に見合った濾過液が自然に加わり，ダイアライザから排液される流量
E：透析排液量

※ Bが仮にトラブルで停止してもCが500 mℓ/minとなり，透析排液には血液からの余剰な濾過液は加わらない．

図1 透析液の密閉回路図

の管理も軽減される．濾過量において，4時間の治療を考えた場合，On-line HDFでは，後希釈法では15 ℓほどが限界であるが，前希釈法では50 ℓ以上が可能となる．Push & pull HDFにおいては，Push & pull工程のサイクル速度や1回当りの量により12〜100 ℓを超える範囲で治療が可能である．

　置換液と濾過液の関係において，Off-line HDFでは各々の量をポンプ流量のバランスを保つよう設定しなければならず，管理上，治療中の体重バランスの維持などの安全確保の厳しさや準備の煩雑さは濾過量に比例して大きくなる．On-line HDFやPush & pull HDFでの置換液や逆濾過液は，どこの透析装置でも具備されている体重誤差を発生させない「透析液の密閉回路」（図1）から液を導入するので，仮に置換液ポンプやPush & pullポンプの故障でも体重誤差に影響されず，トラブル時はHDとして治療が行える．

3 透析液の水質管理

　治療に使用する透析液の水質には厳格な管理が求められる．透析装置には必ず，装置入口とダイアライザ手前の流路の2カ所にエンドトキシン捕捉フィルタ（ETRF）を設置しなければならない．On-line HDFならば置換液採取口，Push & pull HDFならば透析液の水質検査を行う．水質検査においては，いずれの場合もエンドトキシン活性と細菌検査はともに検出感度以下を満たさなければならない．

4 ダイアライザの選択

　大量濾過に耐える膜の透過性が必要であり，目的とする大分子量尿毒素が除去できる膜孔径のものを選択する．ただし，分子量1万～4万までの大分子量尿毒素の積極的な除去は大切なアルブミンの損失を招く[3),4)]．過剰なアルブミン損失は，栄養障害や血漿膠質浸透圧の低下により透析中の血圧低下，悪心，透析後の虚脱感，倦怠感などが起こる場合があるので注意が必要である．治療ごとのアルブミン損失量は約4gまでとしたほうがよいとの報告[5),6)]がある．大分子量尿毒素とアルブミンとの篩分けは技術的に困難のようであり，症状と栄養状態を十分に監視しながら治療方針を定めなければならない．

5 種類と特徴

▶ 1. On-line HDF（図2）

　清浄化した透析液を置換液として直接血液に投入する方法で，ダイアライザを中心に置換液の投入箇所により後希釈法と前希釈法に分けられる．

▶ 2. 後希釈法（図2）

　置換液をダイアライザの後に注ぎ込む方法である．ダイアライザで血液を濾過する過程で血液濃縮が起こるので，濾過量には限界がある．濾過速度は，おおよそ血流速度の1/4程度が望ましい．血液の粘性はヘマトクリット（Ht）50％を超えると急激に上昇するので，濾過速度は治療前のHt値や治療中の除水による血液濃縮を考慮に入れ漸減しなければならない．

　血液の過濃縮は，治療中の透析装置が表示する透析液圧と静脈圧との差を簡易

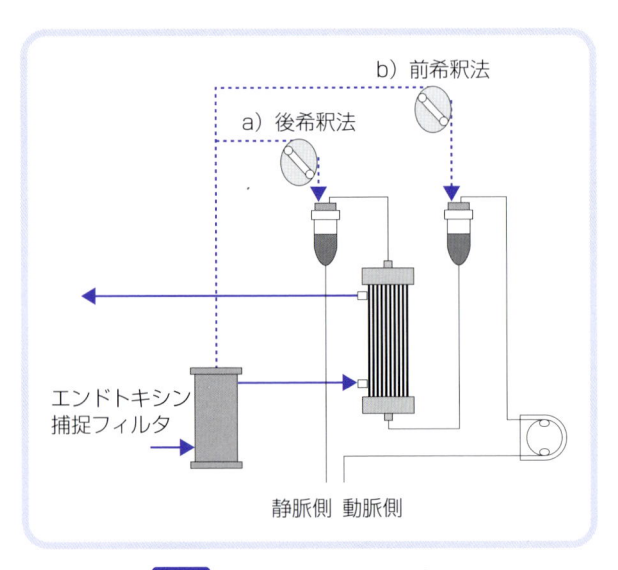

図2 On-line HDFの回路図

的なTMP（膜間圧力差）値とすれば，200 mmHgを超えない濾過速度が望ましい[7]．過度なTMP値での治療は，濾過流速と血液流速の割合が変化しダイアライザ内で血液が過濃縮し，膜細孔の目詰まりにより目的とする尿毒素の除去の低下やアルブミン損失量の増加を招く[8,9]．

治療中の脱血不良などが血液を容易に過濃縮させ，TMPの過剰な上昇を引き起こすので注意が必要である．

▶ 3. 前希釈法（図2）

置換液をダイアライザの前から注ぎ込む方法である．血液を置換液で希釈してからダイアライザで濾過し，本来の血液濃度に戻して体内に返すので濾過速度は後希釈に比べ制限がなく，大量設定を行えば濾過量に比例して低分子量蛋白領域の尿毒素の除去効率は高まる．しかしながら，希釈された血液がダイアライザを通過することに加え，限られた透析液流量から分配して置換液を得ることでダイアライザを通過する透析液が減少し，尿素（UN）などの小分子の透析効率が低下することは避けられない．また，過度なTMP値での治療は，後希釈法同様にアルブミン損失を招く．希釈された血液をダイアライザで濾過するので300 mmHgを超えない濾過速度が望ましい[7]．

▶ 4. Push & pull HDF

置換液は，ダイアライザに流れる透析液に強制的に圧勾差を発生させ逆濾過現象で得た液流であり，血液にはダイアライザを介して間接的に注入される．

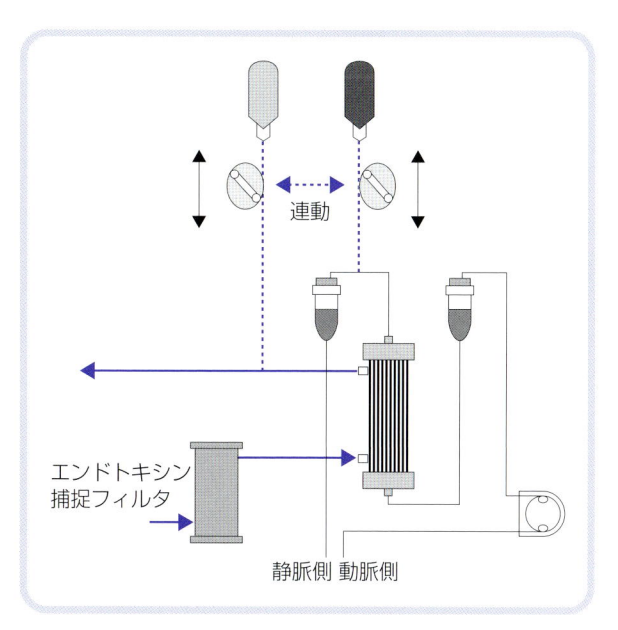

図3 初期のPush & pull HDFの回路図

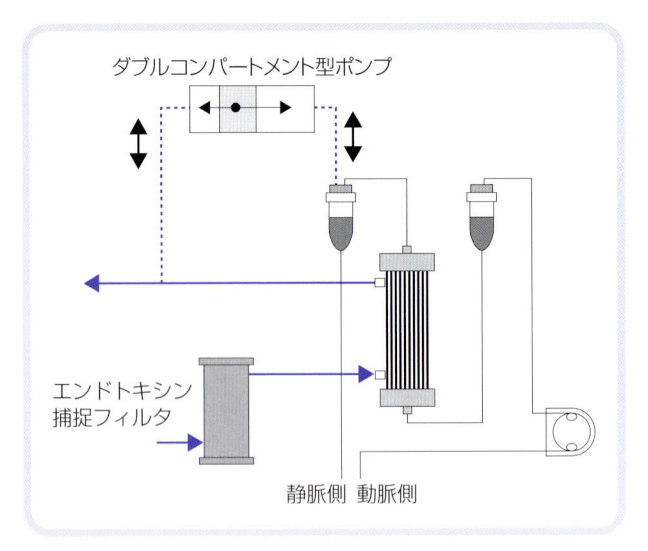

図4 ダブルコンパートメント型の Push & pull HDF の回路図

▶ **5. 初期型（図3）**

ダイアライザに対して濾過と逆濾過を効率よく行うために，血液側と透析液側に 200 ml のリザーバーバッグを設け，ポンプ駆動にて両間の容量バランスを維持するように貯留と排液を繰り返す．一連の動作サイクル時間は，約 20 秒であり治療中は繰り返し動作を継続する．濾過速度は血流速度に比べ低いので，On-line HDF での後希釈法に近い物質除去性能を示す．

▶ **6. ダブルコンパートメント型（図4）**

初期型を改良した装置で，血液側と透析液側のリザーバーバッグをダブルコンパートメント型ポンプに置き換えてポンプの往復動作で濾過と逆濾過を繰り返す．一連の動作行程の容量は 16.7 ml，サイクル時間は約 1.5 秒である．高速サイクルで濾過と逆濾過を繰り返すので，ダイアライザの膜表面の目詰まりを避けることができる．濾過速度は，小容量であっても高速サイクルなので血流速度に比べ高くなり，On-line HDF での前希釈法に近い物質除去性能を示す．

6 治療中の注意点

▶ **1. TMP の監視**

ダイアライザの膜劣化で物質の透過能の低下が徐々に起こり，TMP 値の経時的な上昇がみられる．治療の後半では，許容範囲を超えないように置換液流速を調整しなければならない．脱血不良や一時的な血液流量を変化させたときは，容易に値の上昇に繋がるので注意しなければならない．

2. 回路接続

治療において使用する血液回路は複雑である．ポンプを多用し，血液回路内の圧負荷が加わりやすいことから，接続部に対しての失血や気泡混入などの重篤になりやすい事故が考えられ，十分に注意しなければならない．

3. 急激な発熱

もし透析液の汚染があれば，短時間で悪寒戦慄，体温の急激な上昇やショックが起こり，ただちに治療を中断しなければならない．水質管理が原因で発熱を起こすなどショックに至るような状況は絶対に招いてはならず，日々の保守管理を怠ってはならない．

おわりに

透析液を限りなく清浄化する技術により生体に安全な大量濾過透析療法が可能となった．大量濾過透析療法は小分子量物質から中・大分子量物質に至る広範囲の尿毒素を効率よく除去することが可能な血液浄化療法である[10),11)]．また，Off-line HDFに比べ，置換液用の調剤透析液バッグが不要になることで，除水計算や装置への設定ミスから起こる過除水事故や気泡混入事故などから回避できる安全な治療法である．

文　献

1) 金　成泰：HDFの適応と臨床効果．医学のあゆみ　1997；183：314-319
2) Maeda, K. and Shinzato, T.：Push/pull hemodiafiltration. Technical aspects and clinical effectiveness. Nephron 1995；71：1-9
3) Kim, S.-T.：Characteristics of protein removal in hemodiafiltration. Contrib. Nephrol. 1994；108：23-37
4) 山本千惠子，朝部廣美，金　成泰：HDF/HFにおいてα1-microglobulinとalbuminの分離能力を高める方法論．腎と透析　1997；43(別冊HDF療法'97)：108-110
5) 川口良人，斎藤　明，内藤秀宗，他：血液浄化器の新たな機能分類—血液浄化法，適応との対応．透析会誌　1999；32：1465-1469
6) 金　成泰：On-line HDF—次世代人工腎としての展望．人工臓器　1997；26：905-912
7) 田岡正宏：on-line HDFにおけるアルブミン損失量．透析会誌　2001；34：1543-1548
8) 峰島三千男：大量濾過を伴うHF，HDFの溶質除去に及ぼす希釈方式，濾過流量の影響．人工臓器　1996；25：102-106
9) Ahrenholz, P., Winkler, R. E., Ramlow, W., et al.：On-line hemodiafiltration with pre-and postdilution：a comparison of efficacy. Int. J. Artif. Organs 1997；20：81-90
10) Sato, T., Takamiya, T., Kim, S.-T., et al.：Dialysate and substitution fluid quality for on-line haemodiafiltration and haemofiltration. Nephrology 1997；3：549-555
11) Ono, M., Taoka, M. and Saito, A.：Comparison of types of on-line hemodiafiltration from the standpoint of low molecular protein removal. Contrib. Nephrol. 1994；108：38-45

（田岡　正宏）

第Ⅲ章 血液濾過療法

⑭ バイオフィルトレーション
[Biofiltration]

Key words AFBF, biofiltration, HDF, buffer-free

■ はじめに

　既存の透析装置にアルカリ化剤を含まない透析液を用い，治療中にロスする重炭酸イオン（HCO_3^-）を補充するため，5％重炭酸ナトリウム溶液を血液流量で調整しダイアライザ出口部より持続的に注入する acetate free biofiltration（AFBF）の概念は，1980年 Van Stone らにより報告された[1]．この方法は，酢酸透析に比べて多くの利点を有していたが，その後すぐには発展しなかった．

　1984年になると，Zucchelli らにより酢酸透析と同時に重炭酸ナトリウムを後希釈液として注入する biofiltration が報告された[2]．

　次いで1985年には，Bene らにより buffer-free 透析液による透析と重炭酸ナトリウムを後希釈法で注入する HDF（hemodiafiltration；血液透析濾過）法が報告された[3]．その後この方法は，Zucchelli らにより acetate free biofiltration と名付けられ[4]，今日の AFBF 原型となった．本邦においても1985年，大友らにより，酢酸透析と同時に重曹を静脈チャンバへ持続注入するメイロン®注入法が報告されている[5]．

　現在，AFBF の専用液は1種類のみで，透析液と補充液として，バイフィル®-S およびバイフィル®専用炭酸水素ナトリウム補充液が，味の素ファルマ社から2000年7月に販売開始されている．

1 緩衝薬（buffer）の変遷

▶ 1. 重　曹

　透析液には，腎不全に伴う代謝性アシドーシスを是正する目的で，アルカリ化剤が配合されている．1947年，Kolff[6] が再循環方式の透析装置を用いて臨床応用に初めて成功したときは，アルカリ化剤として重曹が用いられていた．重曹は

透析中体内に移行し，代謝経路を経ず直接アルカリ化剤として作用することから生理的できわめて効果的な緩衝薬といえる．しかし，当時は重曹透析液の作製には多くの手間を要し，使用中も pH が上昇しカルシウム（Ca）やマグネシウム（Mg）が重曹と反応して炭酸塩の沈殿が生じてしまうことや，濃度の不安定性から濃縮液として作製しておけないなどの多くの問題がその普及を妨げた．

▶ 2. 酢　　酸

1964 年には，Mion ら[7]により緩衝薬として酢酸の有用性が報告された．酢酸は，血液中に移行し肝臓や筋肉内に取り込まれ代謝されて等モルの HCO_3^- を産生する緩衝薬となることを利用したものである．酢酸は，体内での代謝速度が速いことや濃縮液としての安定性に優れ，炭酸塩の沈殿も生じないため大量供給が可能となった．こうしたことから酢酸透析液は，1960〜1970 年代にかけて血液透析（hemodialysis；HD）の急速な発展に大きく貢献した．

しかし，HD が普及し透析膜をはじめとする透析技術が著しく向上した結果，透析中に大量の酢酸が患者に負荷されるようになった．この結果，一部の患者では酢酸の血中濃度が生体の処理能力を上回り，血圧低下や頭痛，嘔吐，全身倦怠感などのいわゆる酢酸不耐症が出現して透析合併症として問題となった．酢酸の処理能力は，健常人で，300 mmol/hr とされており，血液透析患者の上限は 3.5 mmol/l/hr/kg と報告されている[8]．酢酸の心機能抑制や末梢血管の拡張作用，インターロイキン 1 などの炎症性サイトカインの産生など，酢酸のもつさまざまな問題点が明らかとなった．

▶ 3. 再び重曹へ

1980 年代になるとこうした酢酸の種々の副作用が問題となり，再びアルカリ化剤としての重曹が注目された．透析装置や透析液にさまざまな工夫がなされた結果，従来の重曹透析液がもつさまざまな問題が解決され，大量の安定した透析液の供給が可能となった．現在ではほとんどの施設で重曹透析液が採用されている．しかし，こうした重曹透析液にも透析液 pH 安定化のため酢酸は不可避で，少量ではあるが 8〜10 mEq/l の酢酸が配合されている．

酢酸に代わり重曹透析の普及により，酢酸透析に由来する多くの問題は改善されたものの，近年増加傾向にある高齢者や糖尿病をはじめ肝障害を有する患者など，酢酸代謝能が低い患者の場合には少量の酢酸負荷でも生体への悪影響が臨床上問題となっている．

2 原　　理（図 1）

AFBF は，後希釈法 HDF の変法で，透析液中に酢酸をまったく含まず，補充液として用いる等張の炭酸水素ナトリウムのみによってアシドーシスの是正を行う．一般の HDF が小分子量物質から大分子量物質領域までの広範な物質の除去

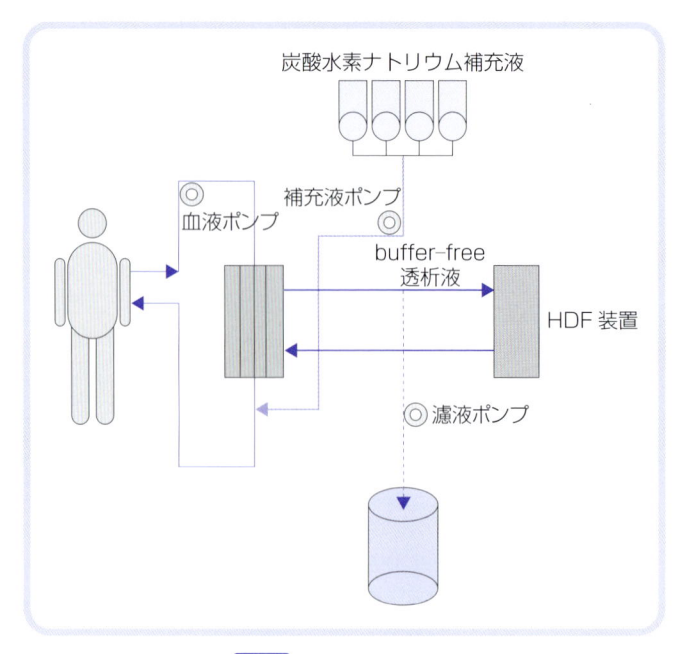

図1 AFBFの原理

能を高めるために大量の補充液を用いるのに対し，AFBFの補充液はアルカリ化剤の補給が主目的となっている．したがって，AFBFでは大きな溶質除去の増大は期待できないが，補充液の注入速度を変更することにより，容易に個々の患者に合わせた計画的なアシドーシスの是正が可能なメリットがある．しかし，使用法を誤ると過剰なアルカリ化や重篤なアシドーシスを招く危険性をはらんでいるため治療には十分な注意と理解が必要である．

3 方 法

▶ 1. 補充液量の設定

通常，AFBFにおいては血中の治療前HCO_3^-濃度20 mEq/l以上，治療後30 mEq/l未満を目安に，1回の治療で4～6lの補充液が投与される．大段ら[9]によれば，補充液流量は血液流量に依存し，血液流量100～200 ml/minの範囲においては，血液流量の12.5～13.5 %で治療後の血中HCO_3^-濃度を25 mEq/l以上，30 mEq/l未満にコントロールすることが可能であると報告されている．血液流量と補充液流量の関係を**図2**に示す．また，治療前で25 mEq/l以上の血中HCO_3^-濃度の高い症例においても過度のアルカローシスを生じなかったと報告している[9]．補充液流量の設定方法（**表1**）とAFBF専用液の液組成（**表2**）を示す．AFBFでは，血中HCO_3^-濃度の上昇とともに，透析液中へのHCO_3^-の移行量が増大する結果，体内に取り込まれる量が減少し，一定の酸塩基平衡の是正効果が得られるものと考えられる．

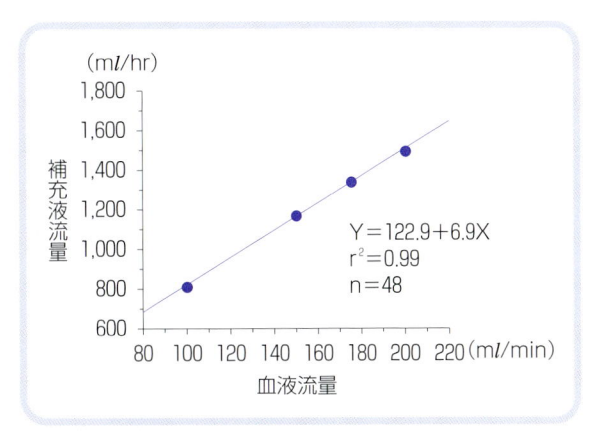

図2 補充液流量と血液流量の関係

〔大段 剛, 他：透析会誌 2003；36：1605-1610[9]より引用〕

表1 補充液流量の設定（血液流量の 13.0 %で初期設定）

治療終了後の血中 HCO₃⁻ 濃度		
25 mEq/l 未満	25 mEq/l 以上 30 mEq/l 未満	30 mEq/l 以上
次回から 0.1 l/hr 増量	維持（至適量）	次回から 0.1 l/hr 減量

〔大段 剛, 他：透析会誌 2003；36：1605-1610[9]より引用・改変〕

表2 バイフィル®-S およびバイフィル専用炭酸水素ナトリウム補充液の組成

	Na	K	Ca	Mg	Cl	HCO₃⁻	Glu
＜AFBF 専用透析液＞ バイフィル-S （希釈調製後）	139	2.0	3.3	1.0	145.3	—	1.0
＜AFBF 専用補充液＞ バイフィル専用炭酸水素ナトリウム補充液	166	—	—	—	—	166	—

電解質濃度（mEq/l），糖（Glu）濃度（g/dl）

▶ 2. 装　置

　一般の個人用 HDF 装置で治療は可能であるが，治療中血液流量と補充液流量を連動して一定の関係にコントロールする必要があるため，これらの機能を備えた AFBF 専用の装置を使用することが望ましい．やむをえず一般の個人用 HDF 装置を使用する場合は，事故防止の観点から AFBF 治療中であることを明確に装置へ表示し，スタッフへ意識付けすることが重要である．

▶ 3. 管理上の注意点

　AFBF は，治療の特殊性から，治療に際して一般的な HDF の注意点に加え以

下の点に留意する必要がある．
　①専用の透析液と補充液を必ずセットで使用する．
　②定期的（2回/week程度）に血液ガスを測定する．とくにAFBF導入期は頻回（1回/week程度）の測定が必須である．
　③なんらかの原因で治療モードを変更する必要が生じた場合は，透析液と補充液も同時に変更する必要がある．
　④治療中に血液流量を変更する場合は，補充液流量も同時に変更し両者の関係を常に一定に保つ必要がある．

4 臨床効果と適応

　AFBFは臨床症状の改善，代謝性アシドーシスの是正，ADL（日常生活動作）の向上など多くの治療効果が報告されている[10)〜12)]．適応としては，通常のHDにおいてHD低血圧症などの透析困難症を呈する患者，十分な代謝性アシドーシスの改善が得られない患者およびADLが低い患者などに有効な治療法といえる．また，buffer-free透析液を用い，補充液注入量を調整することにより個々の患者の病態に合わせた酸塩基是正が可能なAFBFは，循環状態の悪い重篤な患者やアシドーシスの強い患者などにも適した治療法といえる．

　一方，無酢酸透析液としては，他に2007年6月に味の素ファルマ社から発売されたカーボスター®がある．カーボスターはこれまでの透析液と同様の剤形で，専用透析装置を用いる必要もなく，汎用性に優れた透析液として多くの患者に使用されている．また，on-line HDFに用いれば無酢酸の大量液置換HDFも可能となり，今後の臨床効果が期待されている．

おわりに

　わが国の維持透析患者数は29万人を超え，透析導入患者，維持透析患者とも高齢化が進み，糖尿病患者が増加している．こうした現状を背景に，現在さまざまな血液浄化法が行われているが，非生理的な酢酸を含まず，優れた生体適合性と臨床効果を有するAFBFは，患者のQOL（生活の質）向上を期待できる治療法の一つといえる．

文　献

1) Van Stone, J. C. and Mitchell, A. : Hemodialysis with base free dialysate. Proc. Clin. Dial. Transplant. Forum 1980 ; 10 : 268-271
2) Zucchelli, P., Santoro, A., Raggiotto, G., et al. : Biofiltration in uremia : Preliminary Observation. Blood Purification 1984 ; 2 : 187-195
3) Bene, B., Beruard, M., Perrone, B., et al. : Simultaneous dialysis and filtration (SDF) with buffer-free dialysate. Abstracts of the 3rd Annual International Workshop on Hemofiltration. Blood Purification 1985 ; 2 : 217-220
4) Zucchelli, P., Spongano, M., Santoro, A., et al. : Continuous computerized monitoring of hemodynamic parameters (HP) and acetate-free biofiltration (AFBF).

5th Annual Meeting of the International Society of Blood Purificaton. Blood Purification 1987；4：318
5) 大友正浩，西山謙一，前田憲秀，他：新しい重炭酸透析法とその臨床効果．腎と透析 1985；19：71-81
6) Kolff, W. J.：New ways of treating uremia. 1947, J & A Churchill, London
7) Mion, C. N., Hegstrom, R. M., Boen, S. T., et al.：Substitution of sodium acetate for sodium bicarbonate in the bath fluid for hemodialysis. Trans. ASAIO 1964；10：110
8) Kishimoto, T., Yamakawa, M. and Yamamoto, T.：Morbidity, instability, and serum acetate levels during hemodialysis. Artif. Organs Proceedings of the 2nd Meeting of ISAIO. 1979, p.101
9) 大段　剛，廣瀬裕美，雨宮　均，他：Acetate free biofiltration におけるバイフィル®専用炭酸水素ナトリウム補充液の至適投与量に関する検討．透析会誌 2003；36：1605-1610
10) 高橋　進，平澤由平，久野　勉：慢性腎不全に対するAFB用薬剤BHKの臨床評価—薬効薬理試験．新薬と臨床 1997；46：1511
11) 高橋　進，平澤由平，久野　勉：慢性腎不全に対するAFB用薬剤BHKの臨床評価—後期二相試験．新薬と臨床 1997；46：1540
12) 平澤由平，高橋　進，鈴木正司，他：代謝性アシドーシス改善不良または/および透析困難症を有する慢性腎不全患者に対するAFB用薬剤BHKの臨床評価—AK-ソリタDLおよびHFソリタを用いた血液透析ろ過（HDF）との多施設共同比較試験．新薬と臨床 1997；46：1652

（奥山　寛／小岩　文彦）

〔初出：臨牀透析　vol. 24　no. 10　2008〕

第Ⅳ章 腹膜透析療法

⑮ 腹膜透析（PD・CAPD）
[Peritoneal dialysis]

Key words 腹膜機能検査，自動腹膜透析療法（APD），腹膜炎

はじめに

慢性腎不全の治療において，腎移植が普及していない現在，2009年の透析導入患者の治療方法では，全体の95.02％が血液透析での導入で血液透析が主流であるが，自己の生体膜を用いた腹膜透析は4.98％であった[1]．

腹膜透析は循環動態への影響が少なく，残存腎機能保持に優れ，社会復帰しやすいとされている．しかし長期間継続すると，使用する透析液の影響を受けて腹膜機能が経年的に変化し，徐々に低下してくるため，定期的な腹膜機能検査をし，適正な透析処方を行う必要がある．

1 基礎と原理（図1）

腹膜透析は，カテーテルを介して腹腔内に腹膜用透析液を注入・貯留し，体内に蓄積された毒素・電解質（カリウムなど）・水分などを生体半透膜である腹膜を介して拡散・浸透を原理として尿毒症病態の改善を行う治療法である．

▶ 1．原理―「拡散」と「浸透」

1）拡　散：濃度の異なる溶液が半透膜を介して存在するとき，溶質は高濃度側から低濃度側へ移動する．この現象を拡散といい，腹膜透析では生体膜である腹膜を介して，腹腔内に貯留した透析液で拡散現象が生じ，この拡散を利用して血液から腹膜を介して溶質を透析液側へ移動させて毒素を除去する．この拡散による溶質の物質移動を左右する重要な要因として，① 透析液の濃度と透析液量，② 腹膜の機能，③ 透析液の貯留時間，などがある．

2）浸　透：濃度の異なる溶液間で，溶質が拡散の現象で移動しているとき，

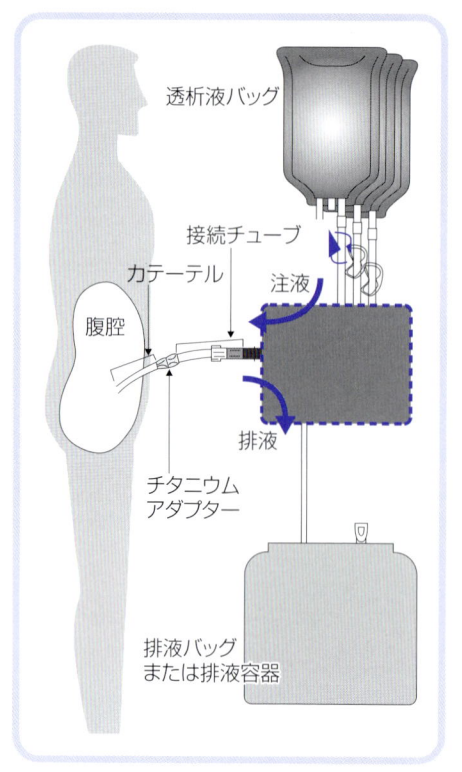

図1 腹膜透析システム
　青い点線部分が APD 装置に接続される．
〔及川一彦：腹膜透析関連機器―関連物品．
臨牀透析 2007；23：959-962 より引用〕

溶媒である水も溶質濃度を薄める方向へ移動している．この現象を浸透といい，水を引き寄せる圧を浸透圧という．通常透析液での浸透圧を高める物質としてブドウ糖が用いられ，透析液に添加して浸透圧を調整している．透析液浸透圧と患者血漿浸透圧の差が大きければ大きいほど除水量が多くなる．しかし，腹腔内のブドウ糖は水の移動により希釈され，ブドウ糖は腹腔内から血液中へ吸収されるため，透析液の貯留時間とともに除水量が減少してくる．したがって，血漿浸透圧，水分摂取量，腹膜機能などにもよるが，必要とされる除水量に合わせてブドウ糖濃度や透析液の貯留時間を考えることが重要である．

▶ 2. 腹膜透析液

　腹膜透析液の種類と組成は**表1**に示す．腹膜透析液と血液透析液の異なるところを下記に示す．

　① 血液透析液では 2.0 mEq/l の K^+ が含まれているが，腹膜透析液は K^+ が含まれない．

　② 血液透析液では，アルカリ化剤として重曹や酢酸が用いられているが，腹膜透析液は乳酸が用いられている．

　③ 腹膜透析液では，除水をするために，高濃度のブドウ糖が添加されている．腹膜透析の特徴としては，血液透析に比べて連続的な治療であり，残存腎機能の保持に有効であるとされている．しかし，腹膜という生体膜を使用しているた

表1 腹膜透析液の組成比較

メーカー	バクスター							
製品名	エクストラニール	ダイアニール				ダイアニール-N			
液の表示			1.5	2.5	4.25	1.5	2.5	4.25	1.5	2.5
ブドウ糖(g/dl)			1.36	2.27	3.86	1.36	2.27	3.86	1.36	2.27
Na(mEq/l)	132.0	132.0				132.0			
Ca(mEq/l)	3.5	3.5				2.5			
Mg(mEq/l)	0.5	0.5				0.5			
Cl(mEq/l)	96.0	96.0				95.0			
Lactate(mEq/l)	40.0	40.0				40.0			
浸透圧比(混合後)	0.9〜1.1	約1.1	約1.3	約1.6	約1.1	約1.3	約1.6	約1.1	約1.3
浸透圧(mOsm/l)	282	346	396	485	344	395	483	346	396
pH	5.0〜5.7	4.5〜5.5				4.5〜5.5				6.5〜7.5
イコデキストリン(g/dl)	7.5								

メーカー		バクスター		ジェイ・エム・エス						
製品名	ダイアニール-N			ペリセート			ペリセート-N			ペリセート-NL
液の表示	PD-2	1.5	2.5		1.5	2.5		1.5	2.5	
ブドウ糖(g/dl)	PD-4	1.36	2.27	360	400	460	360	400	460	360
	2.5			1.55	2.27	3.39	1.55	2.27		1.6
Na(mEq/l)	2.27	132.0		132.0			132.0			132.0
Ca(mEq/l)	132.0	2.5		4.0			4.0			2.3
Mg(mEq/l)	2.5	0.5		1.0			1.0			1.0
Cl(mEq/l)	0.5	95.0		102.0			102.0			98.3
Lactate(mEq/l)	95.0	40.0		35.0			35.0			37.0
浸透圧比(混合後)	40.0	約1.3	約1.3	1.2	1.3	1.5	1.2〜1.3	1.3〜1.4		1.2〜1.3
浸透圧(mOsm/l)	395	344	395	358	398	460	358	398		358
pH		6.5〜7.5		4.5〜6.0			6.5〜7.5			6.5〜7.5

メーカー	ジェイ・エム・エス				
製品名	ペリセート-N	ペリセート-LCa	ペリダイア液		
液の表示			1号	2号
ブドウ糖(g/dl)	400	460	360	400	460
	2.32		1.6	2.32	3.44	1.50	7.00
Na(mEq/l)	132.0	130.0			
Ca(mEq/l)	2.3	4.0			
Mg(mEq/l)	1.0	1.5			
Cl(mEq/l)	98.3	92.0			
Lactate(mEq/l)	37.0	43.5			
浸透圧比(混合後)	1.3〜1.5	1.6	2.32	3.44	1.1〜1.3	2.3〜2.6
浸透圧(mOsm/l)	398	358	398	460	352	657
pH		5.0〜5.5		4.5〜6.0

メーカー	テルモ				
製品名	ミッドペリック		ミッドペリックL		
液の表示	135	250	400	135	250	400
ブドウ糖(g/dl)	1.35	2.5	4	1.35	2.5	4
Na(mEq/l)	135.0	135.0			
Ca(mEq/l)	4.0	2.5			
Mg(mEq/l)	1.5	0.5			
Cl(mEq/l)	105.5	98.0			
Lactate(mEq/l)	35.0	40.0			
浸透圧比(混合後)	約1.2	約1.4	約1.8	約1.2	約1.4	約1.8
浸透圧(mOsm/l)	353	417	510	350	414	497
pH	6.3〜7.3	6.3〜7.3			
イコデキストリン(g/dl)	—	—

メーカー	フレゼニウス メディカル ケア				
製品名	ステイセーフバランス1		ステイセーフバランス2	
液の表示	1.5	2.5	4.25	1.5	2.5	4.25
ブドウ糖(g/dl)	1.36	2.27	3.86	1.36	2.27	3.86
Na(mEq/l)	132.0	132.0			
Ca(mEq/l)	2.5	3.5			
Mg(mEq/l)	0.5	0.5			
Cl(mEq/l)	95.0	95.0			
Lactate(mEq/l)	40.0	40.0			
浸透圧比(混合後)	1.11〜1.22	1.28〜1.40	1.62〜1.77	1.11〜1.22	1.26〜1.40	1.60〜1.77
浸透圧(mOsm/l)	344	395	483	346	396	485
pH	6.8〜7.4	6.8〜7.4			
イコデキストリン(g/dl)	—	—

15 腹膜透析(PD・CAPD)

め，腹膜透析液の使用量や濃度，使用期間により腹膜が劣化する問題がある．現在，腹膜透析液は，より生体適合性の良い透析液として，中性液が一般に使用されている．ブドウ糖を充塡した上室と電解質を充塡した下室の隔壁 2 室構造容器を採用することにより，腹膜に有害とされているブドウ糖分解産物を減少させ，隔壁開通後の透析液 pH を中性付近にしている．

バクスター社のエクストラニール®透析液は，浸透圧物質としてブドウ糖の代わりにイコデキストリンを使用した透析液である．イコデキストリンと血液との膠質浸透圧較差が長時間保たれるため，昼間貯留・夜間貯留の長時間貯留において十分な除水効果が得られる．また，糖毒性が少ない（腹膜への糖負荷軽減）と考えられ，腹膜を劣化させることなく長期間にわたり温存する可能性がある[2,3]．腹膜機能にもよるが，長時間貯留による透析量と栄養改善には疑問がある．

透析効率は，腹膜機能，透析液の組成・注入量・貯留時間，透析液の交換回数により大きく左右され，適切な透析液を選択することが透析の質や予後に重要である．

2 種　類

腹膜透析療法にはさまざまな方法が開発・考案されている．従来からの 1 日 4～5 回決められた回数をバッグ交換する連続携行式腹膜透析（continuous ambulatory peritoneal dialysis；CAPD）が主体である．CAPD は 1 日数回バッグ交換が必要で，腹膜炎に対する安全性や簡単操作が必要である．近年，QOL 向上や社会復帰を目指す患者，高齢で介護負担を減らしたい患者の観点から，自動腹膜還流装置（サイクラー）を用いた自動腹膜透析療法（automated peritoneal dialysis；APD）が用いられるようになった．

腹膜透析療法には，CAPD，CCPD（Type 1，Type 2），NIPD，modified NIPD などがあり，腹膜機能に合わせた腹膜透析療法を選択することが重要である[4]（図 2，表 2）．

▶ 1. CCPD（continuous cyclic peritoneal dialysis）

夜間 8～10 時間の間にサイクラーを用いて 3～5 回の注・排液を行い，終了時に腹腔内に透析液を貯留した状態でサイクラーを外し，昼間は腹腔内に透析液を長時間貯留する方法（CCPD Type 1）と，CAPD と同様に昼間に 1～2 回バッグ交換を行う方法（CCPD Type 2）がある．

▶ 2. NIPD（nightly peritoneal dialysis）

夜間 8～10 時間の間にサイクラーを用いて数回の注・排液を行い，終了時は排液して，昼間は腹腔内に透析液を貯留しない方法である．

modified NIPD は，NIPD と同じように夜間に数回の注・排液を行い，昼間に 1 回バッグ交換を行う方法である．

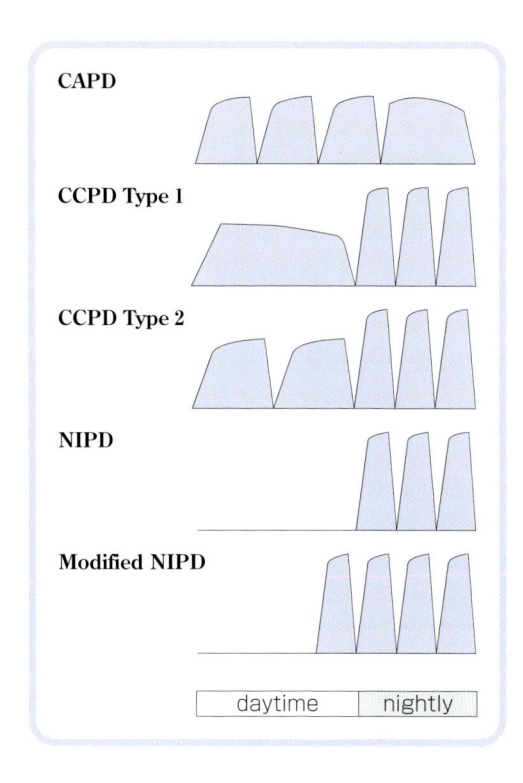

図2 腹膜透析療法の種類

CAPD以外は，夜間に集中して行い，必ずAPDサイクラーを用いて行う治療である．各症例の腹膜機能，残存腎機能をふまえて選択することが重要である．

〔石崎　允：腹膜透析における透析指標と栄養．浅野　泰編：透析療法のコツと落とし穴．2003，189-191，中山書店[4]より一部改変・引用〕

表2 腹膜透析療法の各種透析処方

腹膜溶質透過能	限外濾過	溶質除去	好ましい透析法
H（高）	悪い	良好	NIPD，CAPD，HD併用
HA（中・高）	平均	平均	通常量のCAPD
LA（中・低）	良好	やや悪い	通常量の，または高液量のCAPD，CCPD
L（低）	良好	悪い	高液量のCAPD，CCPDまたはHD併用

〔石崎　允：腹膜透析における透析指標と栄養．浅野　泰編：透析療法のコツと落とし穴．2003，189-191，中山書店[4]より一部改変・引用〕

3 選択と適応

▶ 1．血液透析との比較

透析患者のうち，血液透析を選択して導入する患者が圧倒的に多い．

腹膜透析は血液透析に比べて通院が少なく，自宅や職場でバッグ交換を行う．近年，サイクラーを用いたAPDが用いられるようになり，患者のQOL（quality of life）向上や社会復帰を目指す患者，高齢で介護負担を減らしたい患者の適用となっている．体外循環を必要としないため循環動態への影響が少なく，穿刺時の苦痛がない．また，血液透析に比べカリウム制限，たんぱく制限などは緩やか

ではあるが，腹膜からの吸収を考慮してエネルギー摂取量は少なめにされている．血液透析同様に適切な栄養指導が重要である．

▶ 2. 腹膜透析選択基準

腎機能が低下したときの治療法の選択肢としては，血液透析，腹膜透析，腎移植がある．実際の選択にあたっては，患者から十分なインフォームド・コンセントを取り，患者と家族にわかりやすいようにそれぞれの透析療法の説明をしたうえで，患者が自主的に選ぶことが大切である．腹膜透析の選択にあたっては，積極的選択（positive selection）と消極的選択（negative selection）とがある．腹膜透析の患者選択基準を表3に示す[5]．

たとえば，40歳代の患者が社会復帰を目的に導入することを"positive selection"，また，高齢者，心疾患を有しシャント形成のできない患者，糖尿病患者は"negative selection"とされてきた．positive selectionとnegative selectionとでは治療継続期間や生命予後に大きな差が認められ，腹膜炎をはじめとするトラブルも後者においては頻度が高いとされていた．

しかし近年，高齢で介護負担を減らしたい患者にサイクラーを用いたAPDが

表3 腹膜透析の患者選択基準

■ 積極的選択（positive selection）	■ 行うべきでない症例
① 腹膜透析が可能であり，より透析効果が得られる	① 腹腔内面積が著しく少ない場合
② 十分な自己管理能力（技術，食事，衛生観念）がある患者	② 腹膜機能（溶質移動および限外濾過）が十分でない場合
③ 積極的に社会復帰を志向する患者	③ 腹壁ヘルニアがあり，液貯留によりヘルニアが発症する場合（手術後に行うことは可能）
④ 家族の強い同意	④ 横隔膜の欠損がある場合
⑤ 高いコンプライアンスを有する患者	⑤ 著しい換気障害がある場合
⑥ 社会的環境の受け入れ	⑥ 腹腔内に透析液を貯留することにより強い腰痛を訴える場合（腰痛が初期には存在しても慣れる場合は実施可）
⑦ 日常生活においてCAPDのメリットを最大限に活かせる（とくに夜間，家庭血液透析と比較して）	⑦ 人工肛門造設者（可能であるとの報告があるが，CAPD以外の透析法がない場合のみ適応となるであろう）
⑧ 腎不全合併症の程度が少ない（臓器障害の程度が少ない）	⑧ CAPDの教育実施に耐えられない知的水準
⑨ 年齢（60歳以下が望ましい）	⑨ 精神障害者
■ 消極的選択（negative selection）	⑩ 家族の反対がある場合
① ブラッドアクセスが不良あるいは長期間使用できない場合	⑪ 腹壁が高度に肥満している場合（カテーテル設置が可能ならば行うことができる）
② 心血管系の障害が強く，体外循環が好ましくない場合	
③ 糖尿病性腎症で，血液透析よりもCAPDのほうが良い血糖コントロールが得られ，循環器系への負担の軽減が期待できる場合	
④ 血液透析では十分な透析効果の得られない場合	

〔川口良人：CAPDの適応，患者選択および評価．太田和夫，他 編：CAPDの臨床（改訂第2版増補），p.49，1998，南江堂[5] より許諾を得て改変し転載〕

積極的に行われるようになり，positive selection と negative selection という考えだけではなく，医学的・社会的見地あるいは，患者ニーズ，家族関係などを包括的に捉えていくことが重要となってきている．

▶ 3. 腹膜透析の適応

腹膜透析の適応には，臨床的要因および患者側の要因がある（**表4**）．重要なことは，維持透析療法として実施していくうえで，血液透析と同様に長期にわたる生存率や継続率を保つことである．腹膜透析の適応に際し，腹膜透析が在宅で行われるため，透析液バッグ交換，カテーテル出口部ケアや合併症の予防などの観点から，透析自己管理能力や家族との協力体制や社会的環境整備などを考慮する必要がある．

▶ 4. 合併症と予後

腹膜透析に関連する合併症は，腹膜透析治療を継続するうえで大きな問題である．その一つが，腹膜炎をはじめとした感染性の合併症である．

腹膜炎の原因には外因性と内因性がある．腹膜炎でもっとも頻度が高いとされているのが，透析液バッグ交換時の操作ミス（タッチコンタミネーション）による細菌混入である．また，トンネル感染や出口部感染によるものもある．内因性腹膜炎の頻度は低いが，憩室炎や腹腔内感染などによる．腹膜炎の臨床症状には排液混濁・腹痛・発熱があり，臨床所見は，排液中の白血球数が 100/mm^3 以上，このうち 50％以上が好中球であり，グラム染色または培養による起因菌が検出された場合とされている．まず混濁した排液を検査することが重要であるが，細

表4 腹膜透析の適応：臨床的要因と患者側の要因

<臨床的要因>	<患者側の要因>
① 腹膜透析で良好な透析効率が得られる場合 ② 残腎機能が比較的保たれている場合 ③ ブラッドアクセスが不良，あるいは長期間使用できない場合 ④ 血液透析では十分な透析効率が得られない場合 ⑤ 心血管系の障害が強く，体外循環が好ましくない場合 ⑥ 糖尿病性腎症で，血液透析よりも腹膜透析のほうが良好な血糖コントロールが得られ，循環器系負担の軽減が期待できる場合 ⑦ 二次感染の危険を減少するために，ウイルス性肝炎合併症 ⑧ シャント造設が不要である点から，幼少時，安定した血液動態が望まれる高齢者	① 十分な自己管理能力（技術，食事，衛生） ② 積極的な社会復帰志向 ③ 強い志向，高いコンプライアンス ④ 家族の同意，社会的環境の受け入れ ⑤ 日常生活で腹膜透析メリットを最大限活用

〔川口良人：CAPDの臨床（改訂第2版増補）．1998, 47-50[5]より改変・引用〕

菌培養の結果が出るまで時間がかかる．エンドトキシン測定試薬，ペプチドグリカン測定試薬，1-3 β-D グルカン測定試薬を用いて，排液中の濃度を測定することにより早期に内因性か外因性かの起因菌を判別し，その結果に基づいて適切な抗菌薬を選択し投与する方法が報告されている[6),7)]．

真菌性腹膜炎の場合は，抗真菌薬投与で完治していれば問題はないが，数日間や数週間での治療効果が認められない場合は，一時的に血液透析を併用するか，場合によってはカテーテル抜去も視野に入れておく必要がある．反復性腹膜炎とは腹膜炎治癒後1カ月以内に同一菌種にて発症した場合をいい，臨床的に改善が認められない場合は，真菌性腹膜炎と同様にカテーテルを抜去し，血液透析への移行も視野に入れておく必要がある．

腹膜透析の重篤な合併症の一つに，被嚢性腹膜硬化症（encapsulating peritoneal sclerosis；EPS）がある．腹膜透析に合併するきわめて予後が不良な合併症であり，その診断法，治療法の確立が待たれている．

腹膜炎の予防には，安全な接続方法の選択，確実な清潔操作のバッグ交換，出口部ケアと清潔維持，トンネル感染への移行防止などがある．

■ おわりに──今後の可能性

腹膜透析は腹膜という生体膜を使用しているため，透析の除去効率は腹膜透析液の使用量や濃度，期間に依存する．峰島らは，腹膜透析の効率を高める試みとして2種類の透析液再生型腹膜透析〔① 連続的再循環腹膜透析（continuous recirculation peritoneal dialysis；CRPD），② 断続的流出入型腹膜透析（bi-directional peritoneal dialysis；BPD）〕の開発を手がけている[8)]．また，十分な透析量や除水量を得ることができないときは，腹膜透析に血液透析を併用するPD＋HD併用療法などがある．

血液透析と同じように，長期にわたる患者の生存率や継続率を高める臨床効果が求められており，腹膜透析療法の普及に期待したい．

文　献

1) 日本透析医学会統計調査委員会：わが国の慢性透析療法の現況（2009年12月31日現在）．2010
2) 谷田秀樹：イコデキストリンを使用したD/P比1.0症例．政金生人，小山雄太編・石崎　允監：逆引きPD事典．2005, 36-37, 東京医学社，東京
3) 窪田　実：腹膜透析の原理とシステム．腹膜透析 up to date. Pharma Medica 2005 ; 23(Suppl.) : 5-14
4) 石崎　允：腹膜透析における透析指標と栄養．浅野　泰編：透析療法のコツと落とし穴．2003, 189-191, 中山書店，東京
5) 川口良人：CAPDの適応，患者選択および評価．太田和夫，他編：CAPDの臨床（改訂第2版増補）．1998, 47-50, 南江堂，東京
6) Ishizaki, M., Oikawa, K. and Miyashita, E. : Usefulness of the endotoxin test for assessing CAPD peritonitis by gram-negative organisms. Adv. Perit. Dial. 1996 ; 12 : 199-202
7) 及川一彦，佐々木照恵，石崎　允：腹膜炎の起因菌に関する早期検索の検討．腎と透析　2000 ; 49（別冊 腹膜透析）: 290-291
8) 峰島三千男：透析液再生型腹膜透析．臨牀透析　2005 ; 21 : 223-226

（及川　一彦）

〔初出：臨牀透析　vol. 24　no. 11　2008〕

第Ⅳ章 腹膜透析療法

⑯ 併用療法（PD＋HD）
[PD＋HD combined therapy]

Key words 腹膜透析（PD），血液透析（HD），併用療法，包括的腎代替療法（total renal care），残存腎機能（RRF），腹膜平衡試験（PET）

はじめに

近年，腹膜透析（peritoneal dialysis；PD）と血液透析（hemodialysis；HD）は，末期腎不全（end stage renal disease；ESRD）患者の腎代替療法として互いに支え合い，補い合うことにより患者の生活状況（quality of life；QOL）をできるかぎり良好に保とうとする考え方が一般的になってきた．したがって，近年PDから完全なHDへ移行する前に，一時的にPDとHDの併用を行う，逆にHD患者で水管理が不良な場合にPDを併用するといった，腹膜透析・血液透析（PD＋HD）併用療法が広く行われるようになった（包括的腎代替療法；total renal care）．しかしながらPDは，腹膜という生体膜を用いているために長期的には腹膜劣化が生じてくる．したがってPDの継続期間には限界がある．われわれはその限界をきちんと把握し，併用療法を行っている患者に対してPDの中止時期を明確に示すことが必要となる．現在の透析療法は選択肢が増えた分，われわれ医療者サイドがきちんとその適応と中止時期を患者に示し，的確なアドバイスを行っていく必要がある．

1 定 義

PD＋HD併用療法は，広義にはPDとHDを同時に行う透析療法であり，① 1カ月以上にわたり長期に両療法を併用する慢性の併用療法と，② 腹膜炎や腹部手術などのときに一時避難的に行う急性の併用療法の二つがある．一般的にいうPD＋HD併用療法とは，1カ月以上長期にわたってPDとHDを併用する透析療法のことを指す．2010年より週1回のHD併用に対して，医療保険上の加算が認められた．体外限外濾過法（extra corporeal ultrafiltration method；ECUM）のような限外濾過療法の併用の場合も含める．一方，洗浄のみのPD療法の併

用に関しては含めない[1]．

2 目　的

　定期的なPD＋HD併用療法の目的は，① 溶質除去不足を補う，② 水分の除去不足を補う，③ 腹膜休息を目的としたもの，以上の3つに分けられる．一時的に行う急性の併用療法の目的として，④ 腹膜炎時や腹部手術時などの補助的な役割を目的とした併用療法が行われる．

　現在の至適透析量として，ADEMEX study[2]並びにHong Kong Study[3]以後，Kt/V weekly＞1.7の維持が目安となっている．それ以下となった場合には貧血の進行や尿毒症症状の出現が危惧されている．とくに残存腎機能（residual renal function；RRF）が低下してきた時期に，体格の良好なPD患者では，透析不足となる場合が時にみられる．RRFの低下してくる時期の所見として，浮腫や体重増加などの溢水症状がみられる場合，貧血や低蛋白血症などの臨床症状が出現する場合，さらに検査所見で急激なクレアチニン（Cr）の上昇が認められる場合などがある．このような場合に患者に尿量の変化を聞くと，最近減少したことを訴える場合が多数みられる．

　逆にHDにPDを併用する場合も時にみられるが，多くは透析間の体液量の増加が大きく，そのために安定したHDを行うことが困難な患者に対してPDを併用して体液量の増加を抑える方法である．この場合には除水のみを目的とするために1日1回のicodextrinなど除水が良好な透析液の貯留を行い，HDを週2回ないし3回行う方法がとられる．

3 種　類

　種類として，① PDを行っている患者にHDを併用するPD＋HD併用療法と，② HDを行っている患者にPDを併用するHD＋PD併用療法がある．多くはPDの透析不足（溶質除去不足），あるいは除水不足（限外濾過不足）を補うためにHDを行う場合が多く，一般的にいわれている併用療法は前者である．またその他の分類方法として，HDを週に1回のみ併用する方法，2回併用する方法，とHDの回数で分ける分類もある．

　原則としてHDを行った日にはPDを行わず翌日からPDを行うが，腹膜休息を目的とした場合にはHDを行った日の翌日もPDを行わない，2日間連続して腹膜休息をとる方法もある．PDとHDは実際にはさまざまな組み合わせが可能であり，患者の目的，さらに生活状況に合わせて併用方法を考えるのが一般的である．

4 適　応

　先に述べたようにPDの重要なメリットとしてRRF維持がある．しかしRRFが低下してくるとPDだけでは十分な透析量の維持が困難となる場合がある．と

くに体格の大きな男性患者では透析不足となり，溢水状態（体液過剰状態）が出現し，貧血が進行してくる．これは RRF の低下する PD 導入後 3～5 年目に出現してくる．RRF の低下に対してまず，① 腹腔内貯留液量の増加，② 透析液濃度を増加させ除水量を増やす，③ 透析液交換回数の増加，④ 自動腹膜還流装置（APD）を用いて連続循環式腹膜透析（CCPD）へ変更する，さらに，⑤ icodextrin など除水量を増加させる透析液を使用する，などの方法で対処する．それでも透析不足と考えられる場合に，週に 1 回ないし 2 回の HD を併用する PD＋HD 併用療法を行う[4),5)]（図1）．PD＋HD 併用療法は本邦独自の透析療法であり，透析不足に対して積極的に行われている．また併用療法は QOL の維持の面からも，積極的に行う価値のある療法である．併用療法を開始する基準として確立したものはないが，現在の透析量の目安として Kt/V weekly が 1.7 以上と定義されていることから Kt/V weekly が 1.7 を維持できない症例，あるいは 1.7 を維持しているにもかかわらず，① 溢水状態がみられる患者，② 治療抵抗性の貧血がみられる患者，③ 尿毒症症状がみられる患者，④ 栄養状態が悪化してくる患者，などに対しては併用療法を積極的に考慮する必要がある[2),3)]．

一方，併用療法を避けるべき患者として，腹膜劣化が疑われる症例があげられる．このような患者では PD の重篤な合併症である被嚢性腹膜硬化症（encapsulating peritoneal sclerosis；EPS）の発症リスクが急激に増加するために，併用療法でのむやみな PD の継続は行うべきではない．このような PD の中止を考慮すべき症例では併用療法よりも，HD への変更を考慮すべきである．

5 原 理

PD＋HD 併用療法は，持続的な透析療法である PD と間欠的な透析療法を組み合わせて透析不足（溶質除去不足，限外濾過不全）を補う方法であり，そのカイネティックモデルやシミュレーションについては山下[6)]により詳しく報告されている．その解析結果から，HD の併用に伴い 48 時間の腹膜休息を行うと仮定

図1 残存腎機能（RRF）の変化に伴う腹膜透析療法の選択

- NIPD（夜間間欠腹膜透析：nocturnal intermittent peritoneal dialysis）
- APD（自動腹膜透析：automated peritoneal dialysis）
- APD＋1（夜間の APD に昼間 1 回の透析液貯留を行う方法）
- CCPD（連続循環式腹膜透析：continuous cyclic peritoneal dialysis）
- EAPD（夜間の APD に昼間 1 回の icodextrin 貯留を併用する CCPD の一方法）
- CAPD（持続携行腹膜透析：continuous ambulatory peritoneal dialysis）

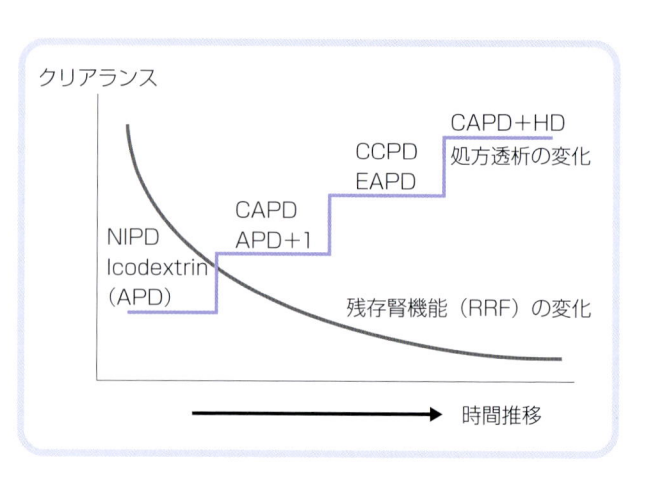

した場合に，血中のCrレベルなどを上げすぎないよう考えたとき，透析前夜から腹腔内を空にしておき，夕方にHDを3〜5時間行う，そしてその翌日の就寝前からPDを再開するべきとしている．このようなPDとHDの組み合わせは種々考えられるが，どのような方法が最適なのかについては患者自身の生活パターンを重視して考える必要がある．その透析量をどのように推定すべきなのかという問題点に関しては，連続的な透析方法であるPDと間欠的なHD療法，さらにRRFの低下に対する透析量をどのように計算し加算すべきか，明確な方法は確立していない．したがって，現在のところはKt/Vやクレアチニンクリアランスを別個に計算してその総和としての透析量を換算する方法が一般的である．この点に関しても，今後の検討が必要である．

6 効 果

図2には併用療法を開始したPD継続歴4年の53歳，男性例の経過を示す．本症例は4年前に慢性腎炎による腎機能障害のためPD導入となった．順調に経過していたがこの数カ月間にRRFの低下に伴い急激なCrの上昇，ヘモグロビン（Hb）の低下，さらに総蛋白（TP），アルブミン（Alb）の低下を認めた．この患者に対して併用療法を開始したところ，開始後3カ月目にはHb並びにAlbの上昇を認め，臨床症状の著明な改善を認めた．

表にはわれわれが行ったPD＋HD併用療法の患者10名（男性8名，女性2名）の併用療法開始前と開始後3カ月目の各種データの変化を示す．これらの患者の併用療法開始時の平均CAPD継続年数は4.3±1.1年であった．併用療法開始前と比較して，併用療法開始後3カ月目の検査データでは，Hb，TP並びにAlbの有意な上昇を認めた．また透析開始前の血清Cr並びにBUNの有意な低下を認めた．一方，血清のカルシウム（Ca），リン（IP）代謝においては有意な変化は認められていない．また，3カ月目には心胸比（CTR）並びに体重は有意に減少し，溢水状態の改善がみられた．血圧も有意に低下した．尿量も有意な減少を認めたが，併用療法の影響か，自然経過によるものかは明らかではない．しかしながら，除水を中心にHDを行った場合に尿量が減少する可能性については認識しておく必要があろう．

一方，Kawanishiら[7]の報告では，併用療法によって食欲不振などの尿毒症症状は有意に改善し，エリスロポエチン抵抗性貧血や浮腫などの臨床症状も有意な改善を認めることが示されている（図3）．これらの報告からも，併用療法によって，透析不足に伴う貧血や栄養状態の改善，さらに溢水状態など臨床症状の著明な改善が認められることが理解できる．

7 予 後

われわれは併用療法の現状を明確にする目的で，2006年にCAPDを施行している500の透析施設に対して併用療法に関するアンケート調査を行った．その

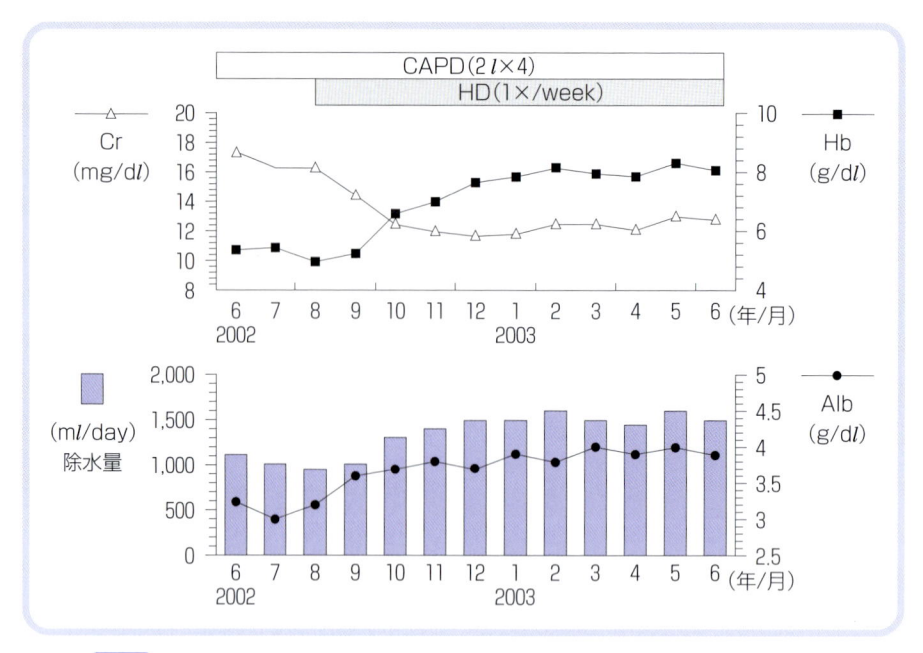

図2 腹膜透析・血液透析（PD＋HD）併用療法開始後の臨床症状の変化

　1998年に慢性腎炎による腎機能障害のためPD導入となった53歳の男性患者．2002年初旬に感冒罹患後3月頃より徐々にPD排液量および尿量減少，さらに食欲不振が出現した（CAPD除水900 ml/day）．それに伴いCrは7 mg/dl台より16 mg/dl台に上昇，急激な貧血の進行を認め全身倦怠感が著明となった．尿量の急激な減少，除水の低下に伴う透析不足と判断し，同年8月より週1回の併用療法を開始した．

表　腹膜透析・血液透析（CAPD＋HD）併用療法開始後3カ月目の検査データ

		CAPD	併用 3M	
TP	(g/dl)	6.5±0.3	6.8±0.3	p<0.05
Alb	(g/dl)	3.5±0.2	3.7±0.2	p<0.05
Hb	(g/dl)	6.9±0.8	8.4±0.7	p<0.01
Cr	(mg/dl)	14.3±2.8	12.4±1.8	p<0.01
BUN	(mg/dl)	78±10	66±8	p<0.01
K	(mEq/l)	4.1±0.3	4.0±0.2	Ns
Ca	(mg/dl)	10.4±0.4	10.4±0.5	Ns
IP	(mg/dl)	6.2±0.4	6.0±0.4	Ns

　PD＋HD併用療法の患者10名（男性8名，女性2名）の併用療法開始前と開始後3カ月目の各種データの変化を示す．データは平均値±標準偏差（SD）で示す．

　結果，256施設（51.2％）から回答が寄せられた．その結果によれば，併用療法に至るまでの平均CAPD継続期間は47.8カ月（約4年）であり，併用療法の継続期間は平均20.0カ月であった．一方，併用療法開始後の2年生存率は93％であり，これはこれまでの日本透析医学会統計調査委員会の報告のHDの2年生

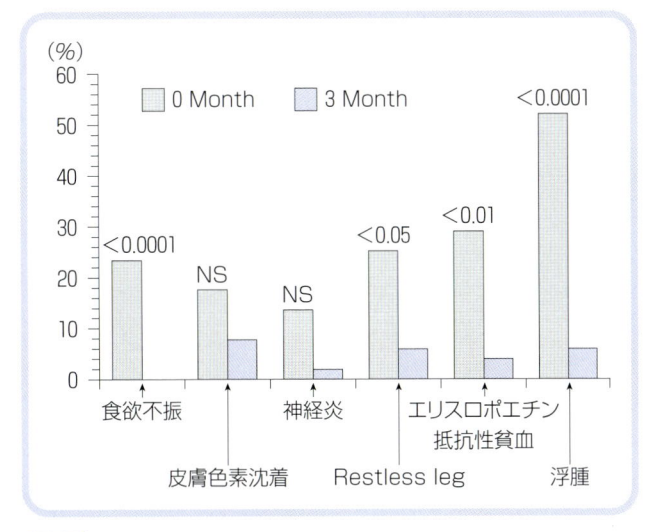

図3 腹膜透析・血液透析（CAPD＋HD）併用療法開始後3カ月目の臨床症状変化

〔Kawanishi, H., et al.：Perit. Dial. Int. 2006；26：150-154[7]より改変・引用〕

存率87.7％や，われわれが以前報告した本邦のPDの2年生存率88.4％などの報告よりも明らかに良好であった．これらの結果は併用療法の良好な成績を示すものと考えられた．2010年にスタートした本邦のPDレジストリによって，明確なエビデンスが示されるものと思われる．

8 問 題 点

▶ 1. 開始基準，中止基準の問題

　併用療法はPD患者においてRRFの低下した時期に開始すれば，その臨床症状を改善し，生命予後を良好に保つ有効性の高い治療法である．では併用療法の問題点は何であろうか．まず併用療法の開始基準，さらに中止基準が明確になっていないことがある．併用療法開始の基準として貧血の進行，食欲不振などの尿毒症状の出現，さらに溢水状態の出現などの透析不足に伴う臨床症状が一つの重要なポイントとなる．これらは患者の所見やデータをきちんと確認していればまず見逃すことはない．

　一方，併用療法中止の時期についての明確な基準はない．先にも述べたように，腹膜が劣化している状態でのPDのむやみな継続は腹膜癒着からEPSの原因となる．現在の考え方として腹膜機能試験（PET）を半年に1回行い，PETの急激な上昇がみられた場合，さらにPETでhighの状態となった場合，さらに明らかな除水不全の状況，血性排液，画像検査で腹膜の著明な石灰化や癒着が疑われた場合においてはHDへの移行を考えるべきである．また，週2回のHD併用で臨床症状や検査所見の明らかな改善が認められない場合には，速やかに週3

回のHDへ移行すべきである．

▶ 2. 医療費上の問題

その他の問題点として，医療費上の問題があげられる．これまで併用療法は正式な透析療法として認められているが，HDに関してダイアライザなどの機材費は請求できるものの，手技や手数料に関しての請求はできなかった．しかし2010年より週1回のHD併用に対して医療保険上の加算が認められた．週2回以上のHD併用については，これまでどおり機材費の請求のみ可能である．その結果，透析施設の収益性に関する問題に関しては，大きな改善がみられた．そのために，併用療法を積極的に導入する透析施設数は大きく増加した．しかしながら，PDの回数を減らす場合には総費用として安くできる場合もあるが，週6日のPDと週1回のHDの併用は総医療費としては高額となり，医療費削減がいわれている現状において今後問題となる可能性もある．

またその他の問題点として，間欠的な透析療法であるHDと連続的な透析療法であるPDの透析量，さらに至適透析の目安としての指標が確立していないことも重要な点である．これらに関しても，今後きちんと検討していく必要がある．

9 腹膜休息を目的とした併用療法

長期のPD患者において，腹膜休息を目的として併用療法を行う場合がある．一般的に腹膜休息という場合には，週3回のHDを基本とし，PDは連日洗浄のみを行う長期の腹膜休息方法が行われていた．この方法によって，低下した除水能が改善し，腹膜機能も改善することは報告されている[8]．しかし，併用療法における腹膜休息は，HDを行うために週1日ないし2日のPDを行わない日を指していうことになる．これまでにも併用療法を行うことで，除水量の改善，腹膜透過性亢進の抑制，腹膜中皮細胞面積の改善，さらにCA125などの腹膜機能マーカーの改善が認められるとする報告はみられる．しかしながら，この週1～2日のPD中止による腹膜休息によって明らかに腹膜機能の温存に役立っているとする前向きの大規模臨床試験は示されていない．これらの点に関しても，今後明確にしていく必要がある．

おわりに

腹膜透析・血液透析（PD＋HD）併用療法に関して種類，適応，原理，効果，そして予後を中心に示した．併用療法は透析患者にとって，その可能性を広げ，PDの長期の継続をも可能とする有用な方法である．またHD患者にとっても，体液量管理に有効な方法であり，その可能性は大変魅力的なものである．HDとPDの利点を互いに生かし合い欠点を補う併用療法は，本邦独自の世界に誇るべき透析方法といえる．

しかしながら，その導入基準や中止基準は確立していない．また生命予後に対

する影響など今後きちんと検討していくべき課題も多数残されている．

文　献

1) 川西秀樹：PD＋HD 療法の適応と問題点．透析ケア　2001；7：50-55
2) Paniagua, R., Amato, D., Vonesh, E., et al.：Mexican Nephrology Collaborative Study Group：Effects of increased peritoneal clearance on mortality rates in peritoneal dialysis：ADEMEX, a prospective, randomized, controlled trial. J. Am. Soc. Nephrol.　2002；13：1307-1320
3) Lo, W. K., Ho, Y. W., Li, C. S., et al.：Effect of Kt/V on survival and clinical outcomes in a randomized prospective study. Kidney Int.　2002；64：649-656
4) Fukui, H., Hara, S., Hashimoto, Y., et al. PD＋HD Combination Therapy Study Group：Review of combination of peritoneal dialysis and hemodialysis as a modality of treatment for end-stage renal disease. Ther. Apher. Dial.　2004；8：56-61
5) Lam, M. F., Tang, C., Wong, A. K., et al.：ASPD：A prospective study of adequacy in Asian patients on long term, small volume, continuous ambulatory peritoneal dialysis. Perit. Dial. Int.　2006；26：466-474
6) 山下明泰：PD＋HD 療法の効率（1）―基礎を知りましょう．透析ケア　2001；7：882-886
7) Kawanishi, H., Hashimoto, Y., Nakamoto, H., et al.：Combination therapy with peritoneal dialysis and hemodialysis. Perit. Dial. Int.　2006；26：150-154
8) Nakamoto, H., Takane, H., Sugahara, S., et al.：Longitudinal changes of peritoneal function calculated by PDC test in patient after long-term CAPD. Adv. Perit. Dial.　2003；19：97-102

（中元　秀友）

〔初出：臨牀透析　vol. 25　no. 3　2009〕

第Ⅴ章　アフェレシス療法

17　血漿交換　[Plasmapheresis]

Key words　血漿交換療法，適応疾患，適応条件，デバイス，単純血漿交換，二重膜濾過法，クライオフィルトレーション，血漿分離器，血漿成分分画器

はじめに

　広義に血漿交換といわれている治療法は，アフェレシス治療と呼び，「アフェレシス」は，ギリシャ語由来で「分ける」という意味をもつ．アフェレシス治療は，血液中に存在する病因関連物質を分離除去する方法によって分類されている．その手法は中空糸（膜）や遠心分離器，吸着剤を用いて血液を血球成分と血漿成分に分離し，血球や血漿をさらに分離する．方法には，単純血漿交換法（plasma exchange；PE），二重膜濾過法（double filtration plasma pheresis；DFPP），血漿吸着法（plasma adsorption；PA），吸着式血液浄化法としては血液吸着法（hemoadsorption；HA），血球成分除去療法としては白血球除去療法（leukocytapheresis；LCAP），顆粒球・単球吸着療法（granulocyte and monicyte apheresis；GCAP）や遠心式リンパ球除去療法（centrifugal lymphocytapheresis；CLA）[1]がある．除去する各種病因関連物質ごとに治療法が異なる（**図1**）[2]．DFPPは全濾過法（one way法）が基本で，濃縮血漿を一部連続して廃棄するpartial discard法，膜の性能をより高める目的で血漿を温める加温式リサーキュレーション法のDFサーモ®（double-filtration plasmapheresis thermo-mode）[3]や血漿を冷却するクライオフィルトレーション（cryofiltration：血漿冷却濾過法）などの変法がある．

　これらの「原理」「適応」（**表1**）「治療方法」などを述べる．

表1 保険診療におけるアフェレシス療法のおもな疾患一覧

	適応疾患	適応治療法	デバイス（例）	一連の算定回数限度	おもな適応条件	標準的な施行方法	アフェレシスでの病因関連除去物質
1) 肝疾患	劇症肝炎	PE	血漿分離器のみ	概ね10回	ビリルビンおよび胆汁酸の除去を目的に行う．症状が出現後10日以内に脳症が出現する急性型と，11日以後に発症する亜急性型がある	FFP 40単位（3.2 l）と置換し，可能な限りゆっくり行う 人工肝補助療法（ALS）として，行う PT活性30％以上を維持することを目標とする	肝性昏睡惹起因子物質，エンドトキシン，サイトカイン
		PA	メディソーバ BL-300 またはプラソーバ BRS-350			ビリルビンの吸着率は約50％で2～5 lの血漿処理で100～600 mg が除去される 吸着器入口圧が300 mmHgを超えると凝固の可能性あり	ビリルビン，胆汁酸
	術後肝不全	PE (DFPP)	血漿分離器のみ	概ね7回	術後に発症した肝障害（外科的閉塞性機序によるものを除く）のうち次のいずれにも該当する場合 ア．総ビリルビン値が 5 mg/dl 以上かつ持続的上昇 1．ヘパプラスチンテスト 40％以下またはComa Grade II 以上のうち2項目以上の場合	FFP 40単位（3.2 l）と置換し，可能な限りゆっくり行う 人工肝補助療法（ALS）として，行う	肝性昏睡惹起因子物質，エンドトキシン，サイトカイン
		PA	メディソーバ BL-300 またはプラソーバ BRS-350			ビリルビンの吸着率は約50％で2～5 lの血漿処理で100～600 mg が除去される．吸着器入口圧が300 mmHgを超えると凝固の可能性あり	ビリルビン，胆汁酸
	急性肝不全	PE (DFPP)	血漿分離器のみ	概ね7回	プロトロンビン時間，昏睡の程度，総ビリルビンおよびヘパプラスチンなどの所見から，劇症肝炎または術後肝不全と同程度の場合	FFP 40単位（3.2 l）と置換し，可能な限りゆっくり行う 人工肝補助療法（ALS）として，行う	肝性昏睡惹起因子物質，エンドトキシン，サイトカイン
	肝性昏睡	HA	DHP-1 ヘモソーバ CHS-350	規定なし	肝性昏睡または薬物中毒の患者 肝性昏睡II度以上	（ほとんど行われていない） アルブミンの補充不要	アンモニア，肝性昏睡惹起因子物質
	慢性C型ウイルス肝炎	DFPP (PE)	EC-50W	5回	セログループ1（ジェノタイプII (1b)）型であり，直近のインターフェロン療法を施行した後，血液中のHCV RNA 量が100 KIU/mL以上の者		C型肝炎ウイルス
2) 腎疾患	巣状糸球体硬化症	PE	血漿分離器のみ	3カ月間12回	従来の薬物療法では効果が得られず，ネフローゼ状態を持続し，血清コレステロール値が250 mg/dl以下にならない場合		LDL コレステロール，（IgM, C3）
		DFPP	EC-50W			リポソーバーLA-15を使用し，血漿処理量は3 l程度	
		PA	リポソーバーLA-15 またはリポソーバーLA-40			リポソーバーLA-15は，専用装置MA-03 を使用し，血漿処理量は3 l程度 賦活液およびリンゲル液を使用するACEIの投与は禁忌である	
	同種腎移植	DFPP	カスケードフロー EC	術前4回，術後2回	ABO 血液型不適合間の同種腎移植を実施する場合または抗リンパ球抗体陽性の同種腎移植を実施する場合		抗A，B抗体，既存抗リンパ球抗体
3) 循環器疾患	家族性高コレステロール血症	PE	血漿分離器のみ	週1回	次のいずれかに該当する患者のうち，黄色腫を伴い，負荷心電図および血管撮影により冠状動脈硬化が明らかな場合 ア．空腹時正常状態の血清コレステロール値が500 mg/dlを超えるホモ接合体の者 1．血清コレステロールが食事療法下	（ほとんど行われていない） 血漿処理3 l程度が可能 アルブミンの補充を必要としない	LDL コレステロール
		DFPP	リポソーバーLA-15			リポソーバーLA-40は血漿処理3 l程度，専用装置MA-03を使用し，通常2～3時	LDL コレステロール，フィブリノーゲン

17 血漿交換

アフェレシス療法

			対象疾患	治療法	血漿分離器	その他の器材	実施回数	適応基準	備考

				PA		またはリポソーバー LA-40			の定常状態（体重や血漿アルブミンを維持できる状態）において 400 mg/dl を超えるもしくは口服による薬物療法を行っても血清コレステロール値が 250 mg/dl 以下に下がらない者	間の治療を施行する 賦活液およびリンゲル液使用する ACEI の投与は禁忌である
		閉塞性動脈硬化症	PE	EC-50W		血漿分離器のみ	3 カ月間 10 回	次のいずれにも該当する者 ア．フォンテイン分類 II 度以上の症状を呈する者 イ．薬物療法で血清総コレステロール値 220 mg/dl または LDL コレステロール 140 mg/dl 以下に下がらない高コレステロール血症の者 ウ．膝窩動脈以下の閉塞または広範な閉塞部位を有するなど外科的治療が困難で、かつ従来の治療では十分な効果が得られない者	血漿処理 3 l 程度が可能 アルブミンの補充を必要としない リポソーバー LA-15 は、専用装置 MA-03 を使用し、血漿処理量は 3 l 程度 賦活液およびリンゲル液を使用する ACEI の投与は禁忌である	LDL コレステロール、フィブリノーゲン
			DFPP		リポソーバー LA-15 またはリポソーバー LA-40	PA			
4) リウマチ・膠原病		関節リウマチ	LCAP	セルソーバ CS-100 または CS-180S			週 1 回、5 週	活動性が高く薬物療法に抵抗を示す関節リウマチ患者、または発熱などの全身症状と多関節の激しい滑膜炎を呈し薬物療法に抵抗する急性進行型関節リウマチ患者、さらに以下の 2 項目を満たすもの ア．腫脹関節数 6 カ所以上 イ．赤沈 1 時間値 50 mm/dl 以上または CRP 3 mg/dl 以上	血液流量は 30～50 ml/min で、血液処理量は 2 l 以上とする（100 ml/kg が多い） MN を 5％ブドウ糖注射液 10 ml で溶解した後に、500 ml の生理食塩液に加える．この際 MN 加生理食塩液を、血液流量の 12％定率注入する．カラム入口側と出口側の圧力差が 100 mmHg を超えたら体外循環操作を終了し返血操作を行う ACEI の投与は禁忌である	リンパ球を含む白血球
			PE	EC-30W		血漿分離器のみ	週 1 回	都道府県知事によって特定疾患医療受給者と認められた者であって、血管炎により高度の関節外症状（難治性下腿潰瘍、多発性神経炎による下血など）および腸間膜動脈炎による下血などを呈し、従来の治療法では効果が得られない者	血漿処理は 2 l 以上で血圧低下に注意する 1.2～1.5 l 以上では吸着器内の血漿を空気による返血による返血する際にはフィブリノーゲンを吸着するので、TR 連日使用では要注意 ACEI の投与は禁忌である	リウマトイド因子、免疫複合体、クリオグロブリン
		悪性関節リウマチ	DFPP	イムソーバ PH-350			月 4 回			
			PA						
			PE	EC-30W		血漿分離器のみ		次のいずれにも該当する者 都道府県知事によって特定疾患受給者と認められた者 ア．血清補体価（CH50）の値が 20 単位以下、補体蛋白（C3）の値が 40 mg/dl 以下および抗 DNA 抗体価が著しく高い例、ステロイド療法が無効または臨床的に不適当な者 イ．急速進行性糸球体腎炎（RPGN）または中枢神経性ループス（CNS ループス）と診断された者	血漿処理量は 2 l 程度 吸着器内の血漿は空気により返血する	
		全身性エリテマトーデス	DFPP	イムソーバ PH-350					血漿処理量は 3.5～4.0 l 専用装置 MA-03 を使用し、賦活液およびリンゲル液を使用する ACEI の投与は禁忌である	免疫複合体、抗 DNA 抗体、カルジオリピン抗体
			PA	セレソーブ						

127

表1（つづき）

	適応疾患		適応治療法	デバイス（例）	一連の算定回数限度	おもな適応条件	標準的な施行方法	アフェレシスでの病因関連除去物質
5) 神経疾患症候群	重症筋無力症		PE	血漿分離器のみ	月7回、3カ月	発病後5年以内で重篤な症状変化傾向のある場合、または胸腺摘出術や副腎皮質ホルモン剤に対して十分奏効しない場合		末梢神経を攻撃する抗体（抗アセチルコリンレセプター抗体、免疫複合体）
			DFPP	EC-30W				
			PA	イムソーバTR-350				
	ギラン・バレー症候群		PE	血漿分離器のみ	月7回、3カ月	Hughesの重症度分類4度（ベッド、車椅子限定、支持により5m歩行不可能）以上	血漿処理は2l程度までとする吸着器内の血漿は空気により返血するので、TRはファイブリノーゲンを吸着するので、連日使用では要注意	末梢神経を攻撃する抗体（抗ガングリオシド抗体、免疫複合体）
			DFPP	EC-30W				
			PA	イムソーバTR-350およびイムソーバPH-350				
	慢性炎症性脱髄性多発根神経炎		PE	血漿分離器のみ	月7回、3カ月	*次の①〜④に加え原因疾患を除外できる場合 ①2カ月以上にわたる筋力低下 ②深部反射低下ないし消失 ③2カ月にわたり2つ以上の神経での正常下限70％以下の神経伝導速度低下または神経伝導ブロック ④髄液蛋白増加	血漿処理は2l程度までとする1.2〜1.5l以上で血圧低下に注意する吸着器内の血漿は空気により返血するのでTRはファイブリノーゲンを吸着するので、連日使用では要注意 ACEIの投与は禁忌である	末梢神経を攻撃する抗体（抗ガングリオシド抗体、免疫複合体）
			DFPP	EC-30W				
			PA	イムソーバTR-350およびイムソーバPH-350				
	多発性硬化症		PE	血漿分離器のみ	月7回、3カ月	*①中枢神経系内の2つの病巣に由来する症状がある（空間的多発性） ②症状の寛解や再発がある（時間的多発性） ③他の疾患（腫瘍、梅毒、脊髄小脳変性症など）による神経症状を鑑別しうる	血漿処理は2l程度までとする1.2〜1.5l以上で血圧低下に注意する吸着器内の血漿は空気により返血するのでTRはファイブリノーゲンを吸着するので、連日使用では要注意 ACEIの投与は禁忌である	髄鞘を攻撃する抗体や関連因子
			DFPP	EC-30W				
			PA	イムソーバTR-350またはイムソーバPH-350				
6) 血液疾患	血栓性血小板減少性紫斑病		PE	血漿分離器のみ	週3回、3カ月		循環血漿量の1〜1.5倍を処理するPEの有効性は平均10.5日ないし3週間で判定できる。腎機能障害に応じて、血液透析も併用する	ADAMTS13（von Willebrand因子重合体の切断酵素）の自己抗体（IgG）の除去、von Willebrand因子合成体の除去、ADAMTS13の補充、正常サイズのvon Willebrand因子の補充
			DFPP	EC-30W				
	溶血性尿毒症症候群		PE	血漿分離器のみ	規定なし			血管内皮細胞の障害因子、血小板
			DFPP	カスケードフローEC				
	多発性骨髄腫		PE	血漿分離器のみ	週1回、3カ月		（ほとんどDFPP症例がない）	腫瘍細胞より産生される腫瘍蛋白（M蛋白）
			DFPP	EC-40W				
	マクログロブリン血症		PE	血漿分離器のみ	週1回、3カ月			腫瘍細胞より産生される腫瘍蛋白（M蛋白）
			DFPP	EC-40W				

重度血液型不適合妊娠	PE DFPP	血漿分離器のみ EC-30W	規定なし	胎児死亡または新生児黄疸による既往かつ間接クームス試験が妊娠20週未満で64倍以上、妊娠20週以上では128倍以上であるもの	抗D因子抗体
インヒビターを有する血友病	PE DFPP	血漿分離器のみ カスケードフロー EC	規定なし	インヒビター力価が5ベセスダ単位以上の場合	凝固因子の働きを阻害するインヒビター
7) 皮膚疾患					
天疱瘡、類天疱瘡	PE DFPP	血漿分離器のみ EC-30W	週2回、3カ月 (不応時で延長あり)	診断確定したもののうち他の治療で難治性のもの、または合併症や副作用でステロイドの大量投与ができないもの	自己抗体 (IgG)
中毒性表皮壊死症スティーブンス・ジョンソン症候群	PE DFPP	血漿分離器のみ EC-30W	8回		可溶性Fasリガンドの除去
8) 炎症性腸疾患					
1. 潰瘍性大腸炎	GCAP LCAP	アダカラム セルソーバEX(成人用) セルソーバEI(低体重者用)	難治性は10回まで 劇症は11回まで	重症・劇症患者および難治性患者 (厚生省特定疾患難治性炎症性腸管障害調査研究班の診断基準) に対しては、活動期の病態の改善および緩解導入を目的とした場合	単球・顆粒球除去 活性化白血球の能動的吸着により単球・顆粒球除去 血小板除去
2. クローン病	GCAP PE	アダカラム 血漿分離器のみ	週1回、10回	栄養療法および既存の薬物療法が無効または適用できない、大腸の病変に起因すると明らかな臨床症状が残る中等症から重症の活動期患者に対しては、緩解導入を目的として行った場合	単球・顆粒球除去
9) 薬物中毒	HA	DHP-1 ヘモソーバ CHS-350	概ね8回	薬物血中濃度が致死的である 重篤な臨床症状 (低血圧、低体温、呼吸抑制) がある 十分な治療によっても臨床症状の悪化～重篤な合併症の併発がある 肝・心・腎機能障害や代謝産物が有害となったり、遅発性に毒性を発揮する場合 (日本中毒学会)	薬物、ビリルビン、胆汁酸
10) エンドトキシン血症またはグラム陰性菌感染症	HA	トレミキシン (PMX-20RあるいはPMX-05R)	吸着器2個まで	次のアからウのいずれにも該当する患者に対して行ったもの ア. エンドトキシン血症であるものまたはグラム陰性菌感染症が疑われるもの イ. 次の①～④のうち2項目以上を同時に満たすもの ① 体温が38度以上または36度未満 ② 心拍数が90回/分以上 ③ 呼吸数が20回/分以上またはPaCO₂が32mmHg未満 ④ 白血球数が12,000/mm³以上もしくは4,000/mm³未満または桿状核分画が10%以上 ウ. 昇圧剤を必要とする敗血症性ショックであるもの (総ビリルビン10mg/dl以上の肝障害が重症化したもの (プラズマテスト40%以上であるもの) を除く)	エンドトキシン、サイトカイン

129

● 表 1 の注

　　PE：単純血漿交換法，DFPP：二重膜濾過法，PA：血漿吸着法，LCAP：白血球除去療法，GCAP：顆粒球・単球吸着療法，CLA：遠心式リンパ球除去療法，HA：血液吸着法，ACT：活性化凝固時間，NM：ナファモスタットメシル酸塩，FFP：新鮮凍結血漿，ACEI：アンジオテンシン変換酵素阻害薬

　　＊は，診断または特定疾患基準

　　デバイス（例）DFPP は，旭化成クラレメディカル株式会社 血液浄化システム総合カタログより抜粋引用

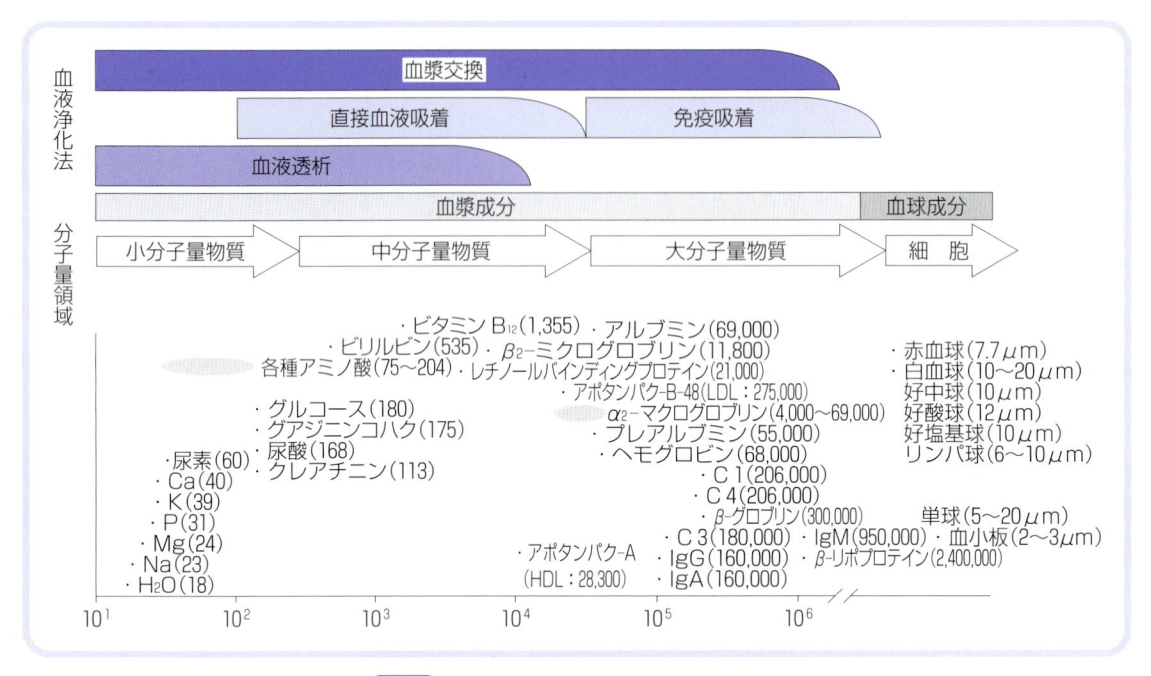

図1　各種血液浄化療法と除去物質領域

〔太田和夫，他：血液浄化療法ハンドブック（改訂第2版），1998，協同医書出版，東京[2)] より引用〕

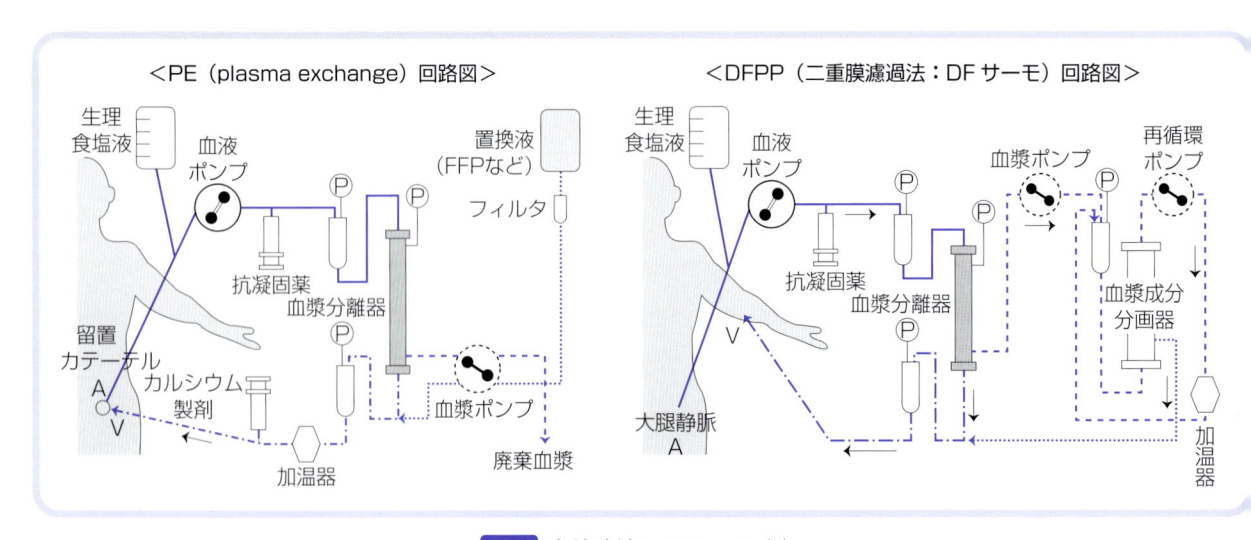

図2　各治療法のフロー図（1）

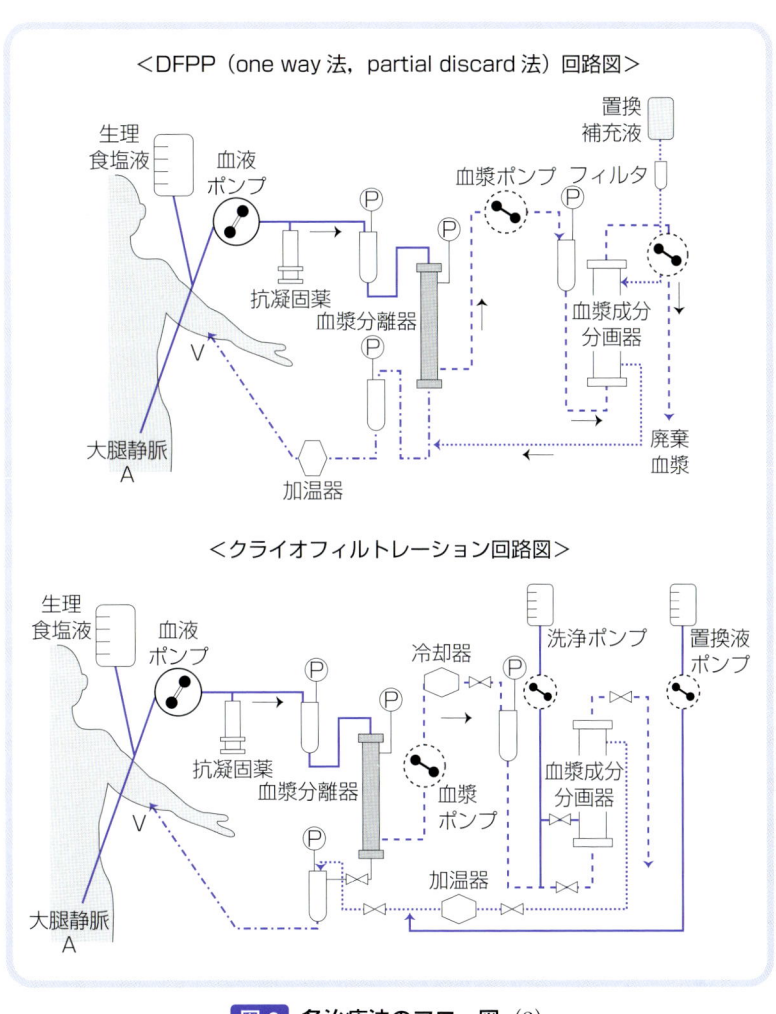

図2 各治療法のフロー図（2）

1 単純血漿交換（plasma exchange；PE）

▶ 1. 原理と種類（図2（1），（2））

PEは，血液を赤血球，白血球，血小板などの血球成分と病因関連物質を含む血漿成分とに分離し，分離した血漿を廃棄すると同時に健常人のFFP（fresh frozen plasma：新鮮凍結血漿）や5〜8％アルブミン製剤などを補充して置換する．

血漿を分離する方法は，中空糸膜フィルタ（膜型血漿分離器）内を通過する血液中から，フィルタの細孔を通り抜ける血漿を分離する方法が一般的である．また，血球成分や血漿成分の比重の違いによって分離する遠心分離法があるが，装置が大型で高価であることや，血漿層（比重：1.025〜1.029）に血小板（比重：1.040〜）の混入があり，国内ではほとんど行われていない．

2. 適　応（表1）

　PEは血球成分以外の血漿は除去されるため，アフェレシスの保険適用疾患のうちほとんどに施行可能であるが，そのなかでも劇症肝炎，急性肝不全，術後肝不全などの肝疾患に施行されることが多い．廃棄する血漿には生体に有用な成分も含まれるが，肝性昏睡起因物質，肝細胞毒性物質や炎症性サイトカインなどを除去し，置換液としてFFPを注入することで体内に不足しているアルブミン，凝固系や免疫系などの有益な物質を補充する．

3. 血漿分離器の特徴（表2）

　血漿分離器は，PEやDFPPなどの一次膜として，血液から血漿を分離するために使用される血液浄化膜であり，その性能として，血球成分を透過しない，血漿濾過速度が高い，経時的性能劣化が少ない，膜への血球付着や溶血が起こらないなどの特徴が要求される．現在多く使用されている血漿分離器〔ポリエチレン膜素材，γ線滅菌，wet-type：表2[4]〕は総蛋白，アルブミン，総コレステロール，免疫グロブリンのふるい係数がいずれも0.95～1.00で経時的変化なく維持しており，血球数，顆粒球エラスターゼ，ブラジキニン活性値も大きく変動せず推移する．

　また近年，上記のものとは溶質透過性能の異なる「エバキュアー」という血漿分離器を用いたPEも施行されている．この血漿分離器は，比較的低分子量領域に存在する物質（分子量がアルブミン付近のもの）は透過しつつ，高分子量領域に存在する有用物質（たとえばフィブリノーゲンなど）は透過せず血液中に保持できるという特性を有している．血漿分離器でありながら溶質透過性能の異なる四つのタイプがあり（EC-1A，EC-2A，EC-3A，EC-4A），アルブミンのふるい係数はそれぞれ約0.2，0.3，0.6，0.7とされている．各タイプに2種類の膜面積（$1.0\,m^2$，$2.0\,m^2$）があり，除去したい物質や患者の状態に合わせて，より適切なタイプの膜を選択する．近年，肝不全における除去ターゲット物質としてアルブミン結合性毒素が注目されている．この血漿分離器を用いることによって，肝不全時に補充が必要となるフィブリノーゲンなどの高分子量物質を効率的に保持・補充しながら，アルブミン結合性毒素を除去することも可能になると考えられる．膜素材は血液適合性に優れ，長時間の使用にも適している．

4. 臨床使用

　臨床では，アフェレシス専用装置（血液・血漿・置換液・抗凝固薬注入の各ポンプ，動脈側・静脈側・血漿側・採血の圧力モニタ，気泡検知器，加温器などから構成），専用の血液回路，血漿分離器，抗凝固薬（おもにナファモスタットメシル酸塩：NM），生理食塩液（$2\,l$），カルシウム製剤，置換液，鉗子などを準備する．血漿分離器に気泡を入れないように血液回路と血漿分離器を接続して生理食塩液（抗凝固薬添加も含む）でprimingを行う．vascular accessは安定して血

表2 各種血漿分離器, 血漿成分分画器の仕様

販売元 (製造販売元)	品名	型式	膜素材	膜面積 (m²)	中空糸 内径 (μm)	膜厚 (μm)	孔径 (μm)	中空糸内 充填 (mL)	中空糸外 充填 (mL)	滅菌法	最高使用 圧力 (mmHg)	備考
血漿分離器												
旭化成クラレメディカル (旭化成クラレメディカル)	プラズマフロー	OP-02W OP-05W OP-08W	ポリエチレン 親水化材：エチレン- ビニルアルコール	0.2 0.5 0.8	330 330 330	50 50 50	0.300 0.300 0.300	25 55 80	35 75 105	γ線	60 60 60	OEMで同製品
川澄化学工業 (旭化成クラレメディカル)	プラズマキュアー PE	PE-02 PE-05 PE-08										
カネカメディックス (旭化成クラレメディカル)	サルフラックス FP	FP-02 FP-05 FP-08										
ニプロ (ニプロ)	プラズマスター	PF-50N PF-75N	セルロース・ト リアセテート	0.5 0.75	285 285	50 50	0.400 0.400	55 85	80 120	EOG	40 40	製造販売は, 現在中断
川澄化学工業 (旭化成クラレメディカル)	エバキュアー	EC-1A10/20 EC-2A10/20 EC-3A10/20 EC-4A10/20	エチレン-ビニルアル コール共重合体	1.0/2.0 1.0/2.0 1.0/2.0 1.0/2.0	175 175 175 175	40 40 40 40	0.008 0.010 0.020 0.030	80/140 80/140 80/140 80/140		γ線	250 250 250 250	他の血漿分離 器とダイアフ イザの中間の 溶質透過性
血漿成分分画器												
旭化成クラレメディカル (旭化成クラレメディカル)	カスケードフロー EC	EC-20W EC-30W EC-40W EC-50W		2.0 2.0 2.0 2.0	175 175 175 175	40 40 40 40	0.010 0.020 0.030 0.030	140 140 140 140		γ線	500 500 500 500	OEMで同製品
川澄化学工業 (旭化成クラレメディカル)	エバフラックス	2A10/20 3A20 4A10/20 5A20	エチレン-ビニルアル コール共重合体	1.0/2.0 2.0 1.0/2.0 2.0	175 175 175 175	40 40 40 40	0.010 0.020 0.030 0.030	80/140 140 80/140 140		γ線	500 500 500 500	

〔峰島三千男：日本アフェレシス学会誌 1994；13：22-24[4] より引用，一部改変〕

液流量（Q_B）を確保できる留置カテーテルを用いる．治療開始時はカテーテルに血液回路の動脈側・静脈側を同時に接続し，4～5分間循環させてから血漿分離を開始する．廃棄血漿量は患者体重の約5％とする．Q_Bは60～100 ml/min，血漿流量（Q_F）はQ_Bの30％以下とし，TMP（膜間圧力差：transmembrane pressure）を60 mmHg以下で維持することで，溶血や濾過性能の低下を防止できる．分離した血漿はすべて廃棄し，同速度で静脈側エアトラップチャンバ入口部へ同量の置換液を補充する．置換液にFFP 5単位製剤（約450 ml）を7 pac使用することが多い．FFPは血液型と容器損傷がないことを確認後，容器のまま30～37℃で融解し，融解後3時間以内に使用する．FFP 3,200 ml中にはクエン酸ナトリウムが抗凝固薬として224～256 ml含まれ，この量の血漿が不足することになる[5]ため注意を要する．また，クエン酸による低カルシウム血症をきたすため静脈側からカルシウム製剤を持続注入する．連日PE治療を行う場合は凝固系が徐々に改善する．随時動脈側のACT（activated coagulation time）測定を行い，抗凝固薬注入ライン手前で180 sec前後を維持する．治療終了後は生理食塩液での返血を行う．

さらに，クエン酸注入により高ナトリウム血症，代謝性アルカローシス，COP（colloid osmotic pressure：膠質浸透圧）の低下から脳浮腫，肺水腫をきたす可能性があり，血漿補充量を廃棄血漿量より多く設定し除水を行うPE＋HD（血液透析）やSPE（slow plasma exchange：持続的血漿交換）＋CHDF（continuous hemodiafiltration：持続緩徐式血液濾過透析）などの方法もある[5]．

▶ 5．治療上の注意点

FFPはスクリーニング検査を通過したものであるが，感染のリスクは否定できない[5),6]．また，クエン酸中毒，アレルギーやアナフィラキシー（様）反応などの発現に対して，治療前にはこれらのことも含めて治療内容を患者・家族に説明し同意を得，治療中は注意深く患者観察を行う．

2 二重膜濾過法（double filtration plasmapheresis；DFPP）

▶ 1．原理と種類（図2）

DFPPは，分離された血漿をさらに血漿成分分画器（中空糸膜）内に通し，膜孔を通過しない大きな病因関連物質（グロブリン分画やLDL-コレステロールなどの大分子量物質）は膜内に分離濃縮し，膜孔を通過するアルブミンなどの有用成分は患者体内に返す方法である（図3）．膜孔径の異なる種類の膜を使い分けることで，異なる分子量の病因関連物質を選択的に除去する．PEに比し，選択的に病因関連物質を除去しアルブミンを戻すことで補充液が大幅に減量できるため，治療コストや感染のリスクが減少する．

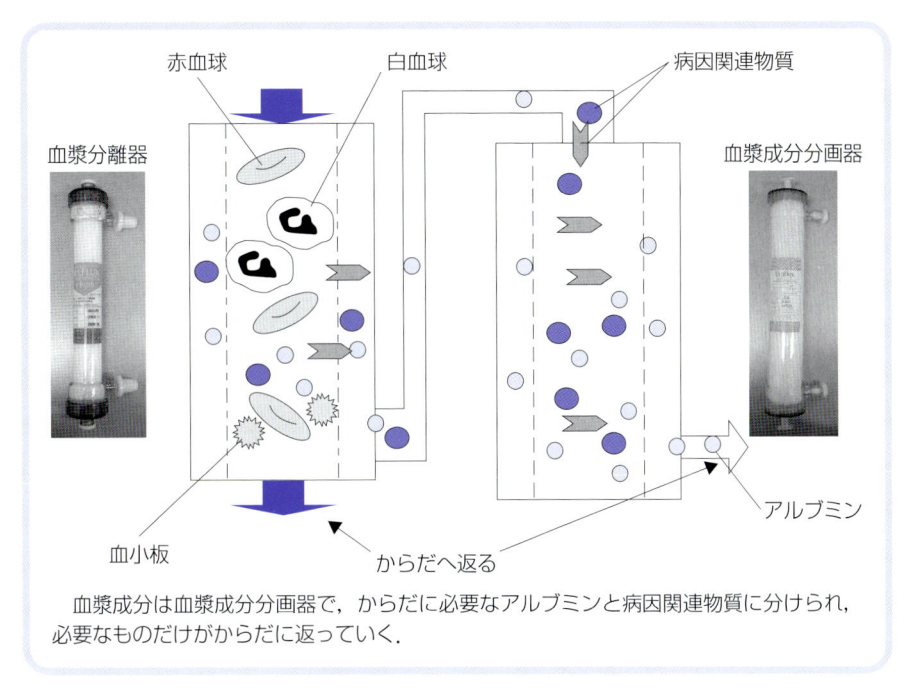

図3 DFPPでの物質の移動

血漿成分は血漿成分分画器で，からだに必要なアルブミンと病因関連物質に分けられ，必要なものだけがからだに返っていく．

▶ 2. 適　応

保険適用疾患や疾患に適した膜は表1に示す．血漿吸着法も適用可能な疾患に対して，薬剤併用によるブラジキニン上昇など吸着による副作用が懸念される際はDFPPを選択する．

▶ 3. 血漿成分分画器の特徴（表2）

血漿分離器の平均孔径0.3μmに対し，血漿成分分画器（カスケードフロー）の最大孔径は一桁小さい0.01μmm（20W），0.02μm（30W），0.03μm（40W，50W：50Wが40Wより孔径分布が大きいほうにシフトしている）である．治療に際しアルブミンのふるい係数が1.0に対して，除去する病因関連物質のふるい係数がよりゼロに近い血漿成分分画器を選択する（図4）．たとえばLDL-コレステロールやIgM（分子量950,000）などの除去には40Wまたは50Wを，IgG（分子量150,000）の除去には20Wを使用する．しかし，実際にはこれらの病因関連物質とアルブミン（分子量66,000）をシャープに分離することはできない．20Wを使用しIgGなど比較的小さな物質の除去を行う場合はアルブミンも除去されるため，アルブミン補充が必要となる．20W，30W，40Wに対しては，partial discard法でアルブミン製剤の補充を行う[6]．50Wはone way法やrecirculation法，加温式サーモフィルトレーション法で行い，アルブミンの補充がほとんど不要である．

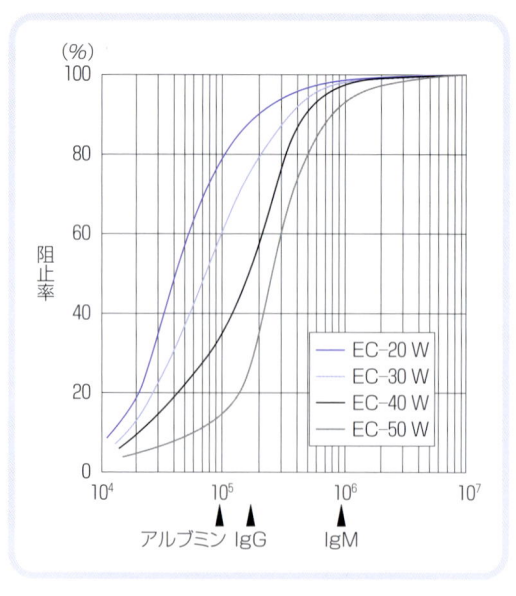

図4 血漿成分分画器の分画曲線
(「旭化成クラレメディカル株式会社 カスケードフローカタログ」より抜粋一部変更)

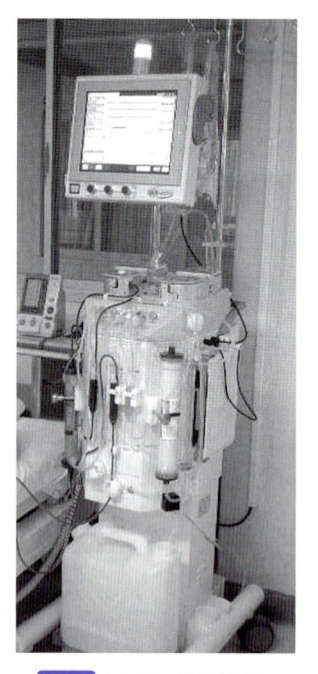

図5 DFPP 治療全景
(川澄化学工業：KM-9000)

▶ 4. 臨床使用

臨床では，アフェレシス専用装置（血液・血漿・血漿廃棄・置換液・抗凝固薬注入の各ポンプ，動脈側・静脈側・血漿側・採血・血漿成分分画器入口の圧力モニタ，気泡検知器，加温器などから構成：図5），専用の血液回路，血漿分離器，血漿成分分画器，抗凝固薬，生理食塩液（3 l），置換液，鉗子などを準備する．治療は週1回程度であるため，vascular access は表在静脈（大腿静脈，肘部静脈）に単回穿刺を行うことが多い．抗凝固薬はヘパリンの場合 priming に1,000〜2,000 単位（生理食塩液 1,000 ml 中），開始時 1,000〜2,000 単位 one shot，治療中 500〜1,500 単位で持続注入する．患者の状態に合わせて，低分子ヘパリン，NM も使用できる．Q_b は最大 120 ml/min まで可能で，Q_f は PE と同様に行い，各方法は図2を参照する．

▶ 5. 治療上の注意点

自己免疫疾患など病因関連物質除去後はリバウンド現象を認めることがあり，ステロイド剤などの薬剤併用が必要となる[7]．除去物質の血中濃度は，治療の経過とともにアルブミンが喪失されることによって血液側から組織間液側への水分が移動し，血液濃縮の影響を受ける．実際の血中アルブミン値は，ヘマトクリット値で補正して考えると実測値よりも低下している．除去対象物質の除去効率は，ヘマトクリット値で補正し算出すべきと考える[8]．

3 クライオフィルトレーション（cryofiltration：血漿冷却濾過法）

▶ 1. 原　理（図2）
リウマチ患者のヘパリン化した血漿を冷却すると病因関連物質が大分子となりゲル状の沈殿物（cryogel）を形成するため，その物質を血漿成分分画器に補捉させ除去する方法である．

▶ 2. 適　応（表1）
慢性関節リウマチ患者のcryogelがフィブリノーゲン・フィブロネクチンの複合体であることを同定し，このcryogelの除去によってLansbury scoreが改善され，また，SLE（全身性エリテマトーデス）などの自己免疫疾患では免疫複合体や免疫グロブリンなどが大分子物質の複合体を形成するため，慢性関節リウマチ，クリオグロブリン血症，SLEに対して効果が確認されている[9),10)]が，保険適用としては，SLEや悪性関節リウマチ（MRA）である．

▶ 3. 臨床使用[9)〜11)]
DFPPの装置を応用し，分離された血漿を冷却し血漿成分分画器内でcryogelが除去された後，アルブミンなどを含む濾液は37℃に加温し患者へ返血する．冷却方法は分離血漿回路をコイル状にしたものを使用するか，血漿成分分画器そのものを氷水に浸漬して行う．治療は週1回程度であるため，vascular accessは表在静脈（大腿静脈，肘部静脈）に単回穿刺を行うことが多い．Q_B，Q_FはPEと同様で，血漿成分分画器の入口圧が300 mmHgに到達したら終了するか，血液ポンプは作動しつつ血漿成分分離器の濾過血漿を返血した後に生理食塩液で逆洗浄を行い，cryogelの目詰まりを解除して治療を継続する．操作が煩雑であるため，全自動の血漿冷却濾過装置が開発された[12),13)]が普及には至っていない．血漿成分分離器はEvaflux 5Aなどが使用されており，必要に応じアルブミンを補充する．

おわりに

アフェレシス治療にはさまざまな適用疾患があり，さまざまなデバイスや方法がある．各病態に対して，これらを効率よく安全に使用することが望まれる．

文　献
1) 長瀬和子，福永　健：II-4-I 白血球・顆粒球除去療法．日本アフェレシス学会編：アフェレシスマニュアル改訂第3版．（Clinical Engineering 別冊）．2010，139-148，学研メディカル秀潤社，東京
2) 太田和夫，峰島三千男，金子岩和：医学体系における血液浄化療法．透析療法合同委員会 編著：血液浄化療法ハンドブック（改訂第2版）．1998，協同医書出版社，東京
3) 江口　圭，金子岩和：II-2-IV 二重膜濾過法の変法（DFサーモ法など）．日本ア

フェレシス学会 編：アフェレシスマニュアル改訂第3版．(Clinical Engineering 別冊)．2010, 78-84, 学研メディカル秀潤社, 東京

4) 峰島三千男：二重膜濾過血漿交換について．日本アフェレシス学会誌 1994；13：22-24

5) 山根慎滋, 石井祐行, 平澤博之：単純血漿交換法（PE）．日本アフェレシス学会誌 2007；26：10-18

6) 江口 圭：置換液の使用方法と至適濃度設定法．日本アフェレシス学会誌 2007；26：36-47

7) 谷 徹, 遠藤善裕, 阿部 元, 他：合成材料による液性免疫関連物質の吸着除去．Clinical Engineering 2000；11：18-23

8) 小川真里子, 秋葉 隆：単純血漿交換療法・二重膜濾過血漿交換法．Clinical Engineering 2008；19：369-374

9) 黒田重臣, 小森正樹：シンポジウム：Plasmapheresis —その問題点と展望．慢性関節リウマチ患者のcryogelの分析とその臨床的意義．日内会誌 1986；75：23-27

10) 米川元樹, 今 裕史, 高橋昌広, 他：免疫複合体疾患におけるEDA（＋）フィブロネクチンの変動とcryofiltrationによる除去硬化．人工臓器 1993；22：220-225

11) 黒田重臣：膜分離方式　血漿冷却濾過法．日本アフェレシス学会 編：アフェレシスマニュアル．2004, 72-75, 秀潤社, 東京

12) 川村明夫, 米川元樹, 坂下栄治：実用化された完全自動化血漿冷却濾過装置．日本アフェレシス学会誌 1997；16：507-512

13) 阿部 博：クライオフィルトレーション．日本アフェレシス学会誌 2007；26：27-30

（岩本ひとみ／中園　和子／古賀　伸彦）

〔初出：臨牀透析　vol. 25　no. 4, 5　2009〕

第Ⅴ章 アフェレシス療法

⑱ 血漿吸着 [Plasma adsorption]

Key words　血漿吸着，リガンド，担体，吸着物質

■ はじめに

　血漿分離器で分離した血漿をさらに血漿カラムに流し病因関連物質を特異的，選択的に吸着除去する方法が血漿吸着法である．

　血液の一次処理としての血漿分離器による血漿分離は，単純血漿交換法や二重膜濾過法における血漿分離と同様である．分離した血漿は，二重膜濾過法では，用いる血漿成分分離器の膜孔径の違いにより処理されるが，血漿吸着法では，病因関連物質を標的にした選択性の高い吸着除去を行うため，それぞれの吸着カラムがもつ吸着特性を十分把握したうえで慎重に使用する必要がある．

1 血漿吸着法の一般的な回路構成

　血漿吸着法を施行する際の一般的な回路図を図に示した．

　血漿吸着法では，回路や吸着器を含めた体外循環量が 400 m*l* 以上になることもあり，回路は可能なかぎり低容量にすることが望ましい．しかし，血漿吸着法に限らず，ほかのアフェレシスにおいてもほとんどの装置が専用回路を使用しなければならないため，症例に合わせた回路の創意工夫は，装置の自動制御や安全性に問題が出てくる可能性があり容易ではない．

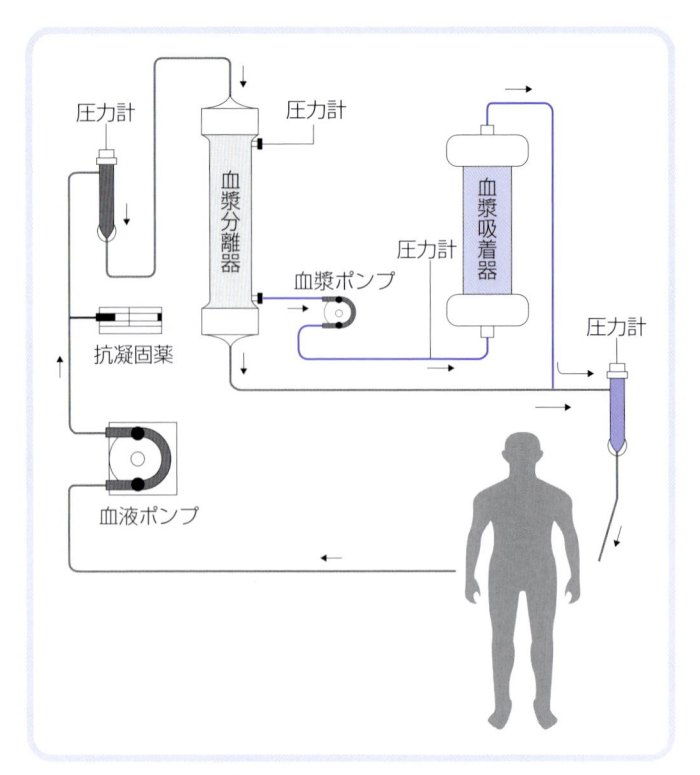

図 血漿吸着法の回路図

2 血漿吸着器の種類と使用上の留意点

　血漿吸着法を行う際には，① 回路，吸着器の洗浄・プライミング法，② 抗凝固薬の種類と投与量，③ 吸着器への血漿灌流速度，④ 血漿処理量，⑤ 返血方法などの把握が必要である．血漿吸着器は個々の製品により取り扱い方法が異なることが多いため，実際の使用にあたっては，メーカーの添付文書を必ず熟読する．
　表1に各種血漿吸着器の特徴と適応などについて概略的にまとめた．

▶ 1. LDL 吸着器

●リポソーバー®

　多孔質セルロースゲルの担体にデキストラン硫酸を固定しリガンドとしたもので，陰性荷電を有するデキストラン硫酸ゲルと陽性に荷電している低比重リポ蛋白（LDL）表面のアポ蛋白Bが静電結合することを利用して，LDL，超低比重リポ蛋白（VLDL）を比較的選択的に吸着する[1]．吸着器はLA-40とLA-15の2種類がある．LA-15は吸着器の容量が小さく，プライミングボリュームは約150 mlである．通常2個のLA-15を全自動型の専用装置（MA®シリーズ）にて使用し，吸着カラムの賦活化（吸着能の再生）を交互に行うことで連続的な任意の吸着処理量を可能にしている．専用装置がなく用手法で行う場合，反復して行われる賦活化が繁雑すぎて実用的でないために，用手法による操作では賦活化を

表1 各種血漿吸着器

製品名	メーカー名	標的吸着物質	リガンド	適応される疾患名
リポソーバーLA	カネカメディックス	LDLコレステロール	デキストラン硫酸	難治性高コレステロール血症，閉塞性動脈硬化症，巣状糸球体硬化症
イムソーバPH	旭化成クラレメディカル	リウマチ因子，免疫複合体，抗DNA抗体	フェニルアラニン	悪性関節リウマチ，SLE，ギラン・バレー症候群，多発性硬化症，慢性炎症性脱髄性多発根神経炎
イムソーバTR	旭化成クラレメディカル	抗AchR抗体，免疫複合体	トリプトファン	重症筋無力症，ギラン・バレー症候群，多発性硬化症，慢性炎症性脱髄性多発根神経炎
セレソーブ	カネカメディックス	抗DNA抗体，免疫複合体，抗カルジオリピン抗体	デキストラン硫酸	SLE
プラソーバBRS	旭化成クラレメディカル	ビリルビン，胆汁酸	スチレンジビニルベンゼン共重合体	術後肝不全，劇症肝炎
メディソーバBL	川澄化学工業	ビリルビン，胆汁酸	スチレンジビニルベンゼン共重合体	術後肝不全，劇症肝炎

行わなくても十分な吸着容量を有するLA-40が用いられる．

【使用上の留意点】

① デキストラン硫酸は，陽イオンであるカルシウム（Ca）イオンも吸着するため，プライミングや賦活時には，ハルトマン-リンゲル液などのCaイオンを含んだ電解質液を使用する．

② リポソーバー内の血漿は生理食塩液の置換による返血漿を行う．空気による返血漿は吸着カラム内でのエアーロックを引き起こすために不可能である．

③ アンジオテンシン変換酵素（ACE）阻害薬を服用中の患者に本吸着器を用いるとショック症状を呈する場合があり禁忌である[2),3)]．これは，ACE阻害薬によるブラジキニンの分解抑制作用によるものとされており，重篤な場合はアナフィラキシー様ショックに至るケースもある．この種の降圧薬を服用している患者については，前もって服用を中止し，1〜2週間ほどの十分なwash out期間を設ける必要がある．なお，ブラジキニンの産生を抑制するナファモスタットメシル酸塩を抗凝固薬として使用することで，これら症状の軽減，予防が可能である．

▶ 2. 免疫吸着器

1）セレソーブ®

リポソーバーと同じリガンドと担体からなる．多孔質担体の孔径を小さくし分子量 300 万〜500 万の LDL 吸着量を減らし，分子量 16 万程度の抗 DNA 抗体や抗カルジオリピン抗体のカチオニックな免疫グロブリン G（IgG）を選択的に吸着する[4]．

LDL 吸着器 LA-15 と同様に賦活処理を行うために専用装置に装着して使用される．吸着材は，リポソーバーと同じデキストラン硫酸を固定化したものである．

【使用上の留意点】

ACE 阻害薬を服用中の患者ではショック症状を呈する場合がありリポソーバーと同様な対策を要する．

2）イムソーバ® PH

多孔質ポリビニルアルコール（PVA）ゲルを担体にリガンドとして疎水性アミノ酸であるフェニルアラニンを固定化している．吸着原理は疎水的相互作用による吸着であり，おもに免疫複合体，抗 DNA 抗体，リウマチ因子などを吸着除去する[5]．悪性関節リウマチ，全身性エリテマトーデス（SLE），ギラン・バレー症候群，慢性炎症性脱髄性多発根神経炎，多発性硬化症の保険適用になっている．

【使用上の留意点】

吸着された物質が生理食塩液によって再び解離し患者へ戻ってしまう可能性を否定できないため，イムソーバ内の血漿は空気によって返血漿を行う．このため空気誤入がないよう十分注意する．

3）イムソーバ TR

多孔質 PVA ゲルを担体にリガンドとしてトリプトファンを固定化している．免疫複合体，抗 DNA 抗体，リウマチ因子などのほか，抗アセチルコリンレセプター（AchR）抗体も効率よく吸着する[6]．神経筋疾患である重症筋無力症，ギラン・バレー症候群，慢性炎症性脱髄性多発根神経炎，多発性硬化症の保険適用になっている．

【使用上の留意点】

① フィブリノーゲンを吸着するため[5]，出血傾向のある患者に連日使用する場合は注意が必要である．

② 吸着材の陰性荷電によりブラジキニンが産生されるため，ACE 阻害薬との併用は避ける必要がある[7]．

③ 血漿処理量が約 1.5 l を超えると C5a やブラジキニンの産生，自己抗体の脱着，解離などが生じる[8]ため 1.5〜2.0 l 程度を血漿処理量の目安とする．

血圧低下や動悸などの症状発現がみられる場合があるため，このような場合は血漿灌流速度を下げるなどの処置を講ずる．

④ カラム内の返血漿は，カラム内を空気により置換する方法で行う．いったん吸着された物質が生理食塩液によって再び解離し患者へ戻ってしまう可能性を

否定できないためである．

▶ 3．ビリルビン吸着器
・プラソーバ®BRS，メディソーバ®BL

陰イオン交換樹脂であるスチレンジビニルベンゼン共重合体を吸着材とし，吸着材ビーズに poly-HEMA コーティングを施している．陰性に荷電している胆汁酸やビリルビンを吸着・除去する．劇症肝炎，術後肝不全による高ビリルビン血症が保険適応となる．

【使用上の留意点】
① 吸着材がヘパリンを吸着することからプライミングに使用するヘパリン加生理食塩液は 3〜5 U/ml のヘパリン濃度とし高めの濃度にする．
② 返血漿は，生理食塩液または空気のいずれでも可能であることから，空気誤入防止の観点から生理食塩液による置換法を選択する．

3 血漿吸着器の操作条件

表 2 に各種血漿吸着器の操作条件をまとめた．これらは，患者の状態により

表2 各種血漿吸着器の操作条件

製品名	治療条件の目安	抗凝固薬の目安
リポソーバー LA	治療時間 2〜3 時間，血漿ポンプ流量：血液ポンプ流量の 30 % 以下かつ 15〜35 ml/min 程度	ヘパリン投与の場合 初回投与 1,000〜2,000 U 持続投与 1,000〜1,500 U/hr
		ナファモスタットメシル酸塩投与の場合 持続投与　20〜50 mg/hr
イムソーバ PH TR	血漿処理量 2 l 程度，血漿ポンプ流量：血液ポンプ流量の 30 % 以下かつ 20 ml/min 以下が望ましい	ヘパリン投与の場合 初回投与 1,000〜2,000 U 持続投与 1,000〜1,500 U/hr
		ナファモスタットメシル酸塩投与の場合 持続投与　20〜50 mg/hr
セレソーブ	血漿処理量 3.5〜4.5 l（治療時間 2〜3 時間），血漿ポンプ流量：血液ポンプ流量の 30 % 以下かつ 15〜35 ml/min 程度	ヘパリン投与の場合 初回投与 1,000〜2,000 U 持続投与 1,000〜1,500 U/hr
		ナファモスタットメシル酸塩投与の場合 持続投与　20〜50 mg/hr
プラソーバ BRS メディソーバ BL	血漿処理量 3〜4 l（さらに大量処理可），血漿ポンプ流量：血液ポンプ流量の 30 % 以下かつ 30 ml/min 以下	ヘパリン投与の場合 初回投与 1,000〜2,000 U 持続投与 1,000〜1,500 U/hr
		ナファモスタットメシル酸塩投与の場合 持続投与　20〜50 mg/hr

適宜変更すべきであることから，一応の目安として記した．

おわりに

血漿吸着法は，病因関連物質を標的物質として特異的，選択的に吸着する優れた手段である．しかし，吸着物質の選択性が高いということは，標的物質を効率よく除去可能な吸着カラムを正しく選択しなければ，まったく意味のない治療に終わるということである．施行前は，添付文書の熟読を必須とし，効果的で安全な血漿吸着法を行わなければならない．

文　献

1) 谷　敍孝：血液吸着装置の開発．医科器械学　1988；58：266-273
2) Olbricht, C. J., Schaumann, D. and Fischer, D.：Anaphylactoid reactions, LDL apheresis with dextran sulfate, and ACE inhibitors. Lancet　1992；340：908-909
3) Koga, N., Nagano, T., Sato, T., et al.：Anaphylactoid reactions and bradykinin generation in patients treated with LDL-apheresis and an ACE inhibitor. ASAIO J. 1993；39：288-291
4) 久津木英俊，矢吹哲朗，舟橋　孝，他：抗原・抗体及び合成リガンドを用いた選択的吸着療法：特に抗DNA抗体吸着について．日本アフェレシス学会雑誌　1997；16(2)：327-335
5) 山崎善弥，藤森義藏，髙浜龍彦，他：吸着法―免疫吸着法．日本臨牀　1984；42(8)：1784-1795
6) 澁谷統壽，長郷国彦：血漿交換療法の実際―重症筋無力症―免疫吸着カラムによる新しい治療．治療　1984；66(12)：49-55
7) 野村岳志，斉藤洋司，佐倉伸一，他：血漿吸着中に循環虚脱に陥った重症筋無力症の一症例．ICUとCCU　1992；16(9)：899-904
8) 澁谷統壽，折口智樹：免疫性神経疾患に対する血液浄化療法の基礎．神経内科治療　1990；7：397-403

（山家　敏彦）

〔初出：臨牀透析　vol. 25　no. 6　2009〕

第V章 アフェレシス療法

⑲ 血液吸着 [Hemoadsorption]

Key words 吸着，血液吸着，活性炭吸着，エンドトキシン吸着，β_2-ミクログロブリン吸着，PMX-DHP

はじめに

　吸着（adsorption）現象を利用した血液浄化法には，直接吸着材に血液を接触させる血液吸着（hemoadsorption）と，事前に血漿分離膜で分離した血漿のみを処理する血漿吸着（plasma adsorption）がある．血液吸着が臨床に応用された当初は，活性炭が充填されたカラムに直接血液を灌流させていたことから直接血液灌流（direct hemoperfusion）と呼ばれていた．血液吸着には，①選択的な物質除去が可能，②置換・補充液は不要，③血球成分に影響がある，④回路構成が単純（図1），などが特徴として挙げられる．

　本稿では血液吸着療法である活性炭吸着，エンドトキシン吸着，β_2-ミクログロブリン吸着の施行上の注意点など技術面を中心に概説する．なお，白血球除去療法も血液吸着が応用されているが，次項のテーマに挙げられているため割愛させていただく．

1 活性炭吸着

▶ 1. 原　理

　活性炭吸着カラムの吸着材は石油ピッチ系の活性炭で，以前は活性炭表面被膜材質や形状により数種類が商品化されていたが，現在では他の血液浄化法にとってかわられるようになり，ビーズ状のみ，製造は1社のみとなっている（表1）．

　活性炭吸着は特定のリガンドをもたず，材料本来の吸着性能をそのまま血液浄化に応用したもので，非選択的吸着である．その原理はビーズ状活性炭の微細孔に物質が入り込む可逆的な物理吸着でファン・デル・ワールス（van der Waals）吸着ともいう[1),2)]．

　吸着物質は表面の細孔径分布に依存し，吸着材の重量に対して血液の接触する

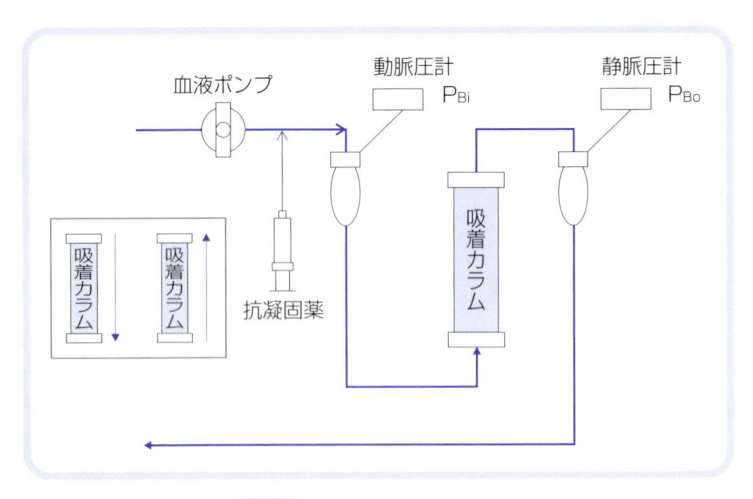

図1 血液吸着の回路構成

血液をカラムの上から下と、または下から上に流す2とおりの方法がある。吸着カラムによって違うので注意が必要.

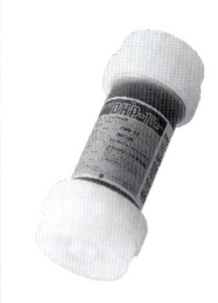

表1 活性炭吸着カラムの仕様

品名	DHP-1	ヘモソーバ CH-350
販売元	クラレメディカル	旭化成クラレメディカル
吸着材	石油ピッチ系ビーズ状活性炭	
コーティング剤	ヒドロキシエチルメタクリレート系ポリマー（poly-HEMA）	
充填液	パイロジェンフリー無菌水	
吸着材量	100 g	
滅菌法	高圧蒸気滅菌	
血液充填量	70 ml	
圧力損失（ΔP）	15 mmHg（生食100 ml/min）	
ハウジング	ポリプロピレン	
適応疾患	肝性昏睡, 薬物中毒	

商品名：DHP-1®
（クラレメディカル）

表面積が大きいほど吸着効果は増大する（図2）.

▶ **2. 適 応**

　吸着物質の分子量は，活性炭表面の微細孔の径からおよそ100〜5,000ダルトンである．分子量100ダルトン以下の尿素やアンモニア，分子量10,000ダルトン以上の物質は吸着されにくい．保険適応は肝性昏睡，薬物中毒である．肝性昏睡では若干血小板を吸着することや凝固因子の補充などの観点からも，今日では血漿交換（PE）が選択されたり，持続的血液透析濾過（CHDF）が併用されて

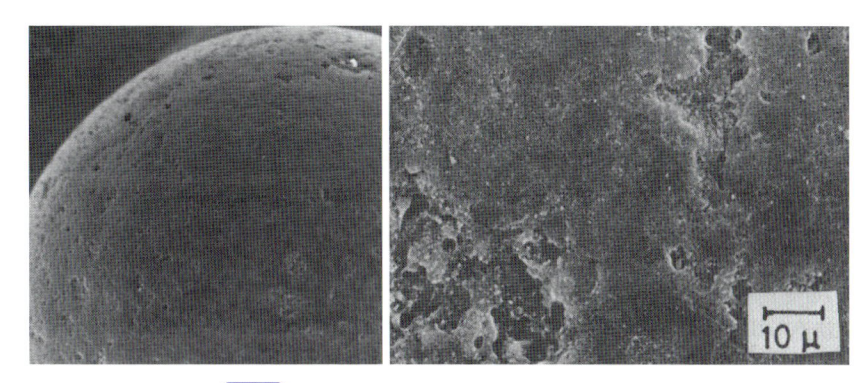

図2 石油ピッチ系ビーズ状活性炭の表面
DHP-1® (写真：クラレメディカル提供)

いる．薬物中毒ではフェノバルビタールなどの睡眠薬や解熱鎮痛薬のアセトアミノフェン，ジギタリス製剤，パラコートなどの農薬の吸着に有効である[3]．薬物によってはその透析性や蛋白結合性により，血漿交換や血液透析濾過（HDF）など他の血液浄化法がより効率的に働く場合もあるため，浄化法の選択にも留意する．また，全身性の副作用の軽減を目的として，制癌薬大量動注と活性炭吸着を併用した余剰の制癌薬急速除去も試みられた[4]．

▶ 3. 施行上の注意点

- 活性炭吸着器は日常的に用いられるものでないため，使用時には使用期限を超えていないか確認する．
- 生理食塩液は吸着カラムの下部から上部へ流し，洗浄時には吸着器内に空気を入れない．空気の混入は吸着面積の減少，血液流路の偏り（偏流，チャネリング），凝血の要因となる．透析用ダイアライザと違い，一度混入した空気の除去は困難である（他の血液吸着カラムも同様）．
- ブドウ糖溶液での洗浄は行わない．以前，治療開始時に血中ブドウ糖が吸着されることから，事前にブドウ糖溶液でのプライミングが施行されていた．本法は血液が吸着材に接触するとき，ブドウ糖による高浸透圧のため溶血を起こす危険があることから，平成18年の添付文書から禁止されている．よって治療開始からの比較的早い時間での低血糖に注意する．
- 抗凝固薬としてメシル酸ナファモスタット（分子量540ダルトン）は吸着されることから使用を避ける．通常はヘパリンを用いるが若干吸着される可能性もあるため，筆者らは血液透析での使用量の1.5倍程度の投与量としている．
- 治療中は吸着カラムの動脈圧および静脈圧（P_{Bi}, P_{Bo}）をモニタし，その差圧（$P_{Bi}-P_{Bo}$）の上昇に注意する．静脈側穿刺部位の抵抗増大のみで差圧は上昇しないが，血流の増加や吸着カラム内の凝血が亢進すると，流路抵抗が増し差圧が上昇する．この差圧上昇から凝血の程度を把握し，早めの対処が重要であ

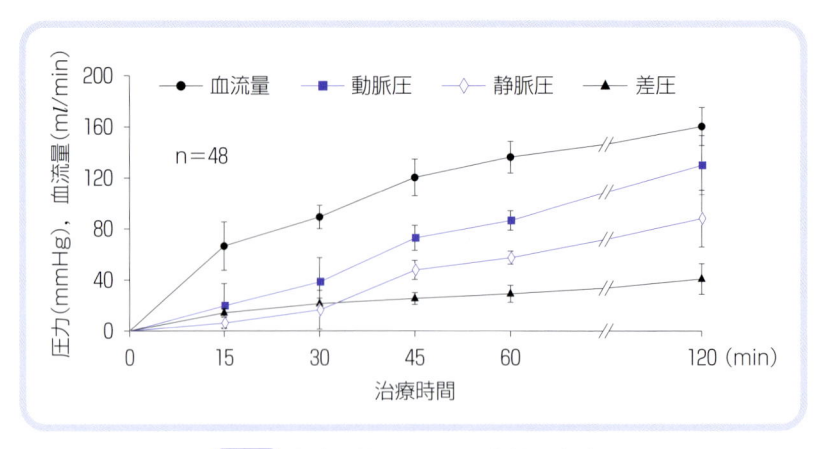

図3 血液吸着における圧力値の変動

閉塞性動脈硬化症に対して開発された血液吸着カラム AS-25 の臨床データ（現時点では未発売）．
差圧＝動脈圧－静脈圧．差圧は血流の増加や吸着カラムの凝血で上昇する．
〔吉田髙徳，他：透析会誌　2007；40（Suppl. 1）：595[5)]〕

る（他の血液吸着カラムにも共通）（図3）．
- 長時間や頻回の治療では血小板数の減少に注意する（他の血液吸着カラムも同様）．

2 エンドトキシン吸着

▶ 1. 原　理

エンドトキシン吸着カラムは，敗血症の病因物質の一つである血中エンドトキシンの選択的な除去を目的として開発され，急性血液浄化領域での適応が増えてきた．エンドトキシンはグラム陰性菌細胞壁の構成成分の一つである．その化学構造は多糖部分と脂質からなるリポ多糖（LPS）で，そのなかのリピド A が毒素として強い活性を示す．本吸着カラムは 1994 年に東レ・メディカルより販売され，吸着材量の異なる 2 種がある（表2）．

その構造は，カラム内にシート状のポリスチレン誘導体繊維が巻き込まれている．この多孔質の繊維を担体として，エンドトキシンと親和性のある抗生物質ポリミキシン B がリガンドとして共有結合されている．エンドトキシンの中和，除去はポリミキシン B とリピド A の静電結合，LPS 疎水性部分との疎水結合による[6)]（図4）．

▶ 2. 適　応

保険適応では高エンドトキシン血症またはグラム陰性菌による予後不良な重症病態患者で，肝障害が重症化する前までとしている．最近では肺病変に対する酸素化能の改善など，その適応も広がりをみせている[7)]．本法は肺酸素化能の改善など，エンドトキシン吸着以外の機序が推察される症例もあることから，PMX-

表2 エンドトキシン吸着カラムの仕様

品名	PMX-05R	PMX-20R
販売元	東レ・メディカル	
吸着材（担体）	ポリミキシンB（α-クロロアセトアミドメチル化ポリスチレン繊維）	
充填液	生理食塩液（滅菌後pH約2の酸性化）	
吸着材量	15 g	56 g
滅菌法	高圧蒸気滅菌	
血液充填量	40 ml	135 ml
ハウジング	ポリプロピレン	
適応疾患	敗血症，エンドトキシン血症	

商品名：トレミキシン®PMX-20R（右），PMX-05R（左）（東レ・メディカル）

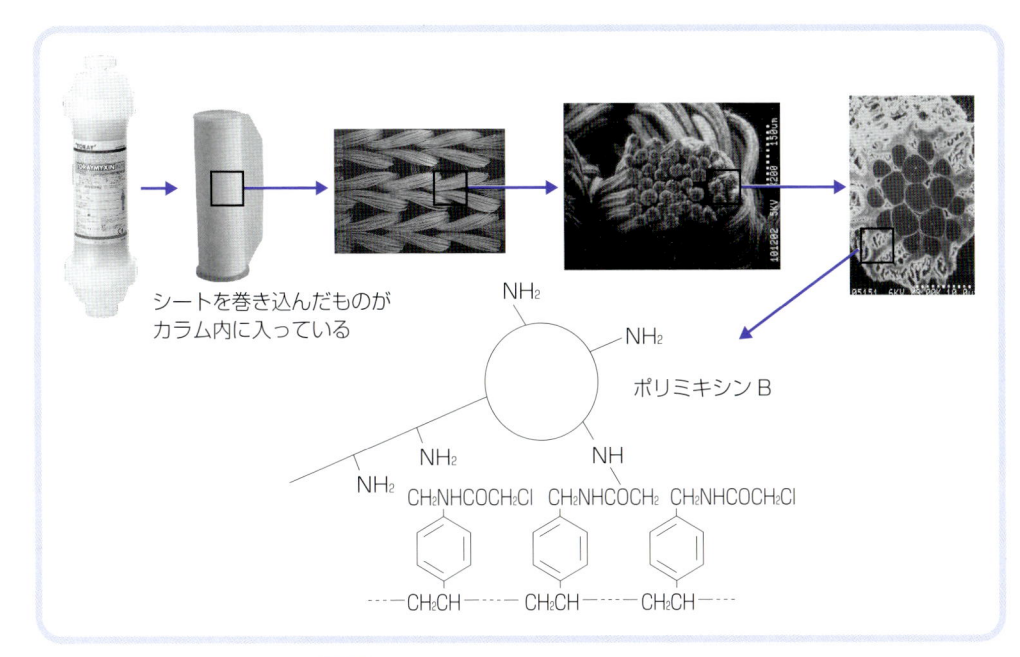

図4 エンドトキシン吸着カラムの構造
（トレミキシン®PMX-20R，資料：東レ・メディカル提供）

DHP（polymyxin B immobilized fiber-direct hemoperfusion；ポリミキシンB固定化繊維）による吸着と呼ばれることもある．なお敗血症に対する本法の有効性については，感染源に対する適切な処置や開始時期に影響を受けることが示唆されている[8]．吸着カラムには大小の吸着材量（血液充填量）の異なる2種があり，循環血液量の少ない小児や低体重患者にも使用可能となっている．

▶ 3. 施行上の注意点

- 吸着カラムを垂直に保持し，生理食塩液が下から上に流れるようにする．
- 吸着カラムは PMX-20R で 4 l 以上，PMX-05R で 2 l 以上の生理食塩液で洗浄する．洗浄量が多いのは，シート状のポリスチレン誘導体繊維に固定したポリミキシン B を安定化させるために，充填液が酸性（約 pH 2）になっているためである．
- 洗浄の最後に，治療に用いる抗凝固薬を生理食塩液に添加し，充填する．ヘパリンであれば 500〜1,000 単位/500 ml，メシル酸ナファモスタットでは 20 mg/500 ml くらいの濃度とする．メシル酸ナファモスタットは生理食塩液で溶解すると沈殿を生じることがあるため，あらかじめ 5％ブドウ糖液で溶解したものを用いるとよい．
- 本法の対象ではメシル酸ナファモスタットを抗凝固薬として用いる例が多いと思われる．使用量としては成人で，30〜40 mg/hr を患者や回路内凝血状態に応じて調整する．必要により活性化凝固時間（ACT）をモニタリングする．
- 治療中の血流は PMX-20R で 80〜120 ml/min，PMX-05R では 20〜40 ml/min とする．偏流（チャネリング）を防止するためむやみに血流を上げない．
- 洗浄，充填時と同様，吸着カラムはラベルに記載した↑の方向に血液が下から上に流れるよう保持する．本カラムの血液流路はラジアルフロー型を呈しており，血液が下流から中心のパイプ内に流入し，上方向に流れながらパイプ側面孔から流出し偏流を防止している．
- 本法の対象は重篤な症例がほとんどのため，とくに体外循環開始直後の循環動態の変動に注意する．
- 返血時には本体を反転し血液を上から下に流して，生理食塩液を用いて患者血液を戻す．

3 β_2-ミクログロブリン吸着

▶ 1. 原　理

本法に使用される吸着カラムは，透析アミロイドーシスの原因物質である β_2-ミクログロブリン（β_2-M）を選択的に除去することを目的とし，カネカメディックスより販売されている．臨床効果では 6 カ月以上の使用例で関節痛の改善など，自覚症状の著明な改善がみられている[9]．β_2-M カラムには疎水性を有するヘキサデシル基を多孔質のセルロースビーズ（担体）に固定化したものが充填されている．吸着原理はセルロースビーズ表面の細孔により物質がふるい分けられ，次いで細孔内に侵入できた疎水性物質に対し強い疎水結合が成立することによる．すなわち，吸着はセルロースビーズ表面の細孔による分子ふるい効果と疎水性相互作用による．細孔内に入り込んだ物質は接触面積が増大することから，吸着量がより増大する．本吸着カラムは疎水性蛋白である β_2-M を選択的に除去する設計となっているが，β_2-M と同程度の分子量で疎水性を示す物質に対

表3 β_2-ミクログロブリン吸着カラムの仕様

品名	リクセル S-15	リクセル S-25	リクセル S-35
販売元	カネカメディックス		
吸着材（担体）	ヘキサデシル基（セルロースビーズ）		
充填液	クエン酸/クエン酸ナトリウム混合水溶液		
吸着材充填容量	150 ml	250 ml	350 ml
滅菌法	高圧蒸気滅菌		
血液充填量	65 ml	105 ml	177 ml
ハウジング	ポリカーボネート		
適応疾患	透析アミロイド症		

商品名：左からリクセル® S-15, S-25, S-35（カネカメディックス）

しても同様な吸着を示すと考えられている．分子量的には，概ね4,000〜20,000ダルトンの物質吸着が可能である[10]（**表3**）．

▶ 2．適　応

β_2-M吸着カラムは通常，透析用ダイアライザと直列に接続され使用される．算定上の保険適用では関節痛を伴う透析アミロイドーシスであって，手術または生検によりβ_2-Mによるアミロイド沈着が確認されている，透析歴が10年以上など，厳しい制限がある．副作用としては血圧低下やヘマトクリット値の低下が主で，女性や低体重症例に発生しやすいことがわかっている．この対策としては血液充填量の少ないS-15の選択が有効とされている[11]．

▶ 3．施行上の注意点

- 基本的に吸着カラムは，直列にダイアライザの前段に接続し使用する．
- 空気を入れないように吸着カラムに回路を接続する．このとき，ラベルに記載された矢印の血流方向に従う．
- ダイアライザに接続する前に，ドレイン回路を利用し生理食塩液にて1,000 ml以上で吸着カラムのみを洗浄する．カラム内はクエン酸が充填されているため，十分洗浄してからダイアライザと直列に接続し，さらに洗浄する．
- 本カラムはダイアライザと直列に使用するため，体外循環血液量増大による治療中の血圧低下や残血による貧血に注意する．対策として血液充填量の異なる3種があるため，患者状態に合わせて選択するとよい．また，本法を施行する場合は体重増加の多い週初めの初回治療を避け，週中日の水・木曜日とすることも一案である．

おわりに

　血液吸着は血球成分に与える影響が欠点としてあるものの，吸着物質の選択性や施行上の簡便性など多くの利点も有する．とくに施行上の簡便性では，急性血液浄化領域での有用性が高いと思われる．最近では現在販売されている血液吸着カラムの担体や吸着材の特性などを利用，改良したサイトカイン吸着カラムの臨床応用が検討されている[12),13)]．今後このように新しい吸着カラムが開発され使用されると思われるが，個々の吸着原理や吸着材保持のための充填液などの特性を十分に認識し，安全で効率的な治療に心がけていただきたい．

文　献

1) 谷　紋孝，久津木英俊：II-2．血液・血漿浄化用吸着材．阿岸鉄三 編：実用血液浄化療法（Clinical Engineering 別冊）．1999，30-34，秀潤社，東京
2) 吉田文武，酒井清孝：6章 吸着．化学工学と人工臓器（第2版）．2005，p.78，共立出版，東京
3) 鈴木幸一郎，青木光広，小濱啓次，他：中毒症例に対する血液浄化法の検討．ICUとCCU 2001；（別冊号）：S87-S88
4) 阿岸鉄三，中沢葉速和，寺岡　慧，他：局所温熱療法と活性炭吸着急速除去を伴う制癌剤大量動注との併用療法．癌と化学療法　1986；13：1611-1617
5) 吉田高徳，星野敏久，赤松　眞，他：閉塞性動脈硬化症の治療を目的とした直接血液灌流型吸着カラム（AS-25）の臨床使用経験―技術面を中心として．透析会誌 2007；40（Suppl. 1）：595
6) 小路久敬，三永昌弘，酒井良忠，他：エンドトキシン吸着カラム（PMX）の設計と開発，およびその臨床応用への適応．人工臓器 1993；22：204-211
7) 藤倉知行，加藤明彦，菱田　明，他：間質性肺炎急性増悪症例に対するポリミキシンB固相化カラム（PMX）の使用．ICUとCCU 2007；（別冊号）：S252-S254
8) 池田寿昭，池田一美，松野直徒，他：敗血症性ショックと血液浄化法．ICUとCCU 2001；（別冊号）：S26-S28
9) 下条文武，本間則行，三村信英，他：透析アミロイドーシスに対する直接血液灌流型β2-M吸着器（BM-01）の臨床評価．腎と透析 1994；37：749-756
10) 中谷　勝，古吉重雄，谷　紋孝，他：透析アミロイドーシス治療用直接血液灌流型吸着器「リクセル」の吸着特性．人工臓器 1998；27：571-577
11) 下条文武，天野　泉，中澤了一，他：β2-ミクログロブリン吸着器リクセルS-15およびS-35の臨床評価（多施設共同研究）．透析会誌 2003；36：117-123
12) 櫻井裕士，平井文康，古吉重雄：サイトカイン吸着器"CTR-001"の開発．ICUとCCU 2008；（別冊号）：S17-S19
13) 幸部吉郎，織田成人，松田兼一，他：持続する，ないしは重篤なHypercytokinemiaに対する吸着カラムを用いた血液吸着療法（CYT-860-DHP）．ICUとCCU 2008；（別冊号）：S23-S25

（星野　敏久）

〔初出：臨牀透析　vol. 25　no. 8　2009〕

第Ⅴ章　アフェレシス療法

⑳ 白血球系細胞除去
[Granulocytapheresis；G–CAP・Leukocytapheresis；L–CAP]

Key words　白血球系細胞除去，G–CAP，L–CAP，潰瘍性大腸炎，クローン病，関節リウマチ

■ はじめに

近年，血球細胞成分を除去する白血球系細胞除去療法は，炎症性腸疾患（inflammatory bowel disease；IBD）である潰瘍性大腸炎（ulcerative colitis；UC）とクローン病（Crohn's disease；CD），また薬物治療に抵抗性をもつ関節リウマチ（rheumatoid arthritis；RA）の患者に対し，その有効性や安全性が認められている[1〜3]．どの症例に対しても，患者のQOL（quality of life）を維持しながら効果を得ることができる治療法である．

本稿では，白血球系細胞除去療法の種類，原理，治療の実際，注意点について述べる．

1　種　類

白血球系細胞除去療法には，遠心分離装置を用いて比重差によって血漿や血球細胞を分離し，白血球分画を除去する遠心分離法（centrifugal leukocytapheresis；CFLA），セルロースビーズを吸着体とし，顆粒球を吸着除去する顆粒球除去療法（granulocytapheresis；G–CAP），ポリエステル不織布をパッケージしたフィルタで，活性化した白血球を除去する白血球除去療法（leukocytapheresis；L–CAP）がある．CFLAは操作が煩雑で治療としては普及しなかったが，本稿で解説するG–CAP，L–CAPの2法は，患者の末梢血液を体外循環し，活性化細胞を選択的に除去する直接血液吸着法であり利便性，安全性に優れている．

2　原　理

▶ 1．G–CAP（顆粒球除去療法）

ポリカーボネート容器に，直径2 mmの酢酸セルロースビーズを220 g充填し

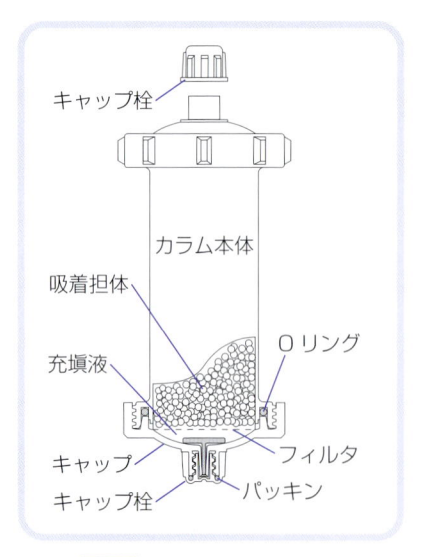

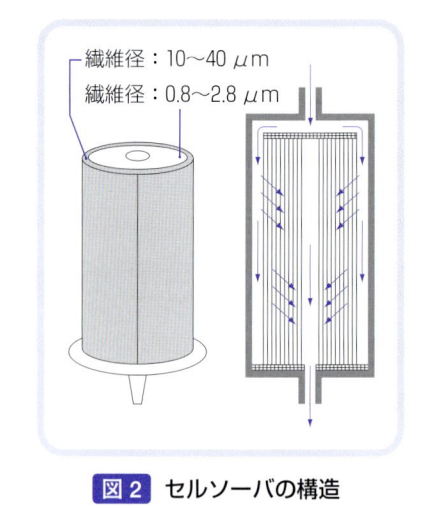

図1 アダカラムの構造

図2 セルソーバの構造

たアダカラム®（図1）は，ビーズ周囲の空隙が後述のポリエステル不織布に比べてきわめて大きく，空隙での物理的な白血球の捕捉は少ないと考えられる．このためアダカラムでは粘着性の大きな白血球系細胞である顆粒球や単球が捕捉されるが，粘着性の低いリンパ球は，一部の粘着性の高いものを除き捕捉率は低くなる[4]．アダカラムはビーズの充填密度が低く，上から下に流すと偏流が起きやすく，下から上に流すことによって均一に流れる．

▶ 2. L-CAP（白血球除去療法）

ポリエチレンテレフタレート材質の不織布を円筒形に巻いて充填されたセルソーバ®は，繊維を細くすることにより，繊維表面積も大きくなり，粘着性の高い顆粒球，単球などは繊維へ直接的に捕捉される．また，空間を繊維径が0.8〜2.8μm程度の極細繊維で細分化することにより，粘着性の乏しいリンパ球も，物理的トラップで捕捉可能となる[4]．血液は流入口から入り，吸着筒内を外側から内側に流れ，流出口へと導かれる（図2）．

各々の仕様は表1に示す．

3 保険適応

UCに対してはG-CAP（2000年），L-CAP（2001年），CFLA（2004年）が保険適応になり，RAではL-CAP（2004年）が保険適応になった．また，CDに対してもG-CAPが2009年1月に保険収載された．

▶ 1. 潰瘍性大腸炎（UC）

UCの重症・劇症患者および難治性患者（厚生省特定疾患難治性炎症性腸管障

表1 血球細胞除去用浄化器仕様一覧

商品名			アダカラム®	セルソーバ E®		セルソーバ®	
				EI	EX	CS-100	CS-180 S
メーカー名			株式会社 JIMRO	旭化成クラレメディカル株式会社			
吸着剤	形状		ビーズ	不織布			
	材質		酢酸セルロース	ポリエチレンテレフタレート			
	繊維径		2 mm（直径）	0.8〜2.8 μm			0.8〜2.2 μm
容器	長さ		206 mm	125 mm	200 mm		274 mm
	外径		60 mmφ	45 mmφ			
	材質		ポリカーボネイト	ポリカーボネイト			
プライミングボリューム			130 ml	90 ml	170 ml		270 ml
滅菌方法			高圧蒸気滅菌	γ線滅菌			
充填液			生理食塩水	ピロ亜硫酸ナトリウム及び炭酸ナトリウム水溶液			

〔竹中良則：白血球系細胞除去療法とバイオマテリアル．バイオマテリアル—生体材料 2005；23：224-230[4]より引用・改変〕

害調査研究班の診断基準）に対しては，活動期の病態の改善および緩解導入を目的として行った場合に限り算定できる．なお，当該療法の実施回数は，一連につき10回を限度として算定する．ただし，劇症患者については，11回を限度として算定できる．

▶ 2. 薬物抵抗性の関節リウマチ（RA）

薬物療法に抵抗する RA 患者に対しては，臨床症状改善を目的として行った場合に限り，一連の治療につき1クールを限度として行い，1クールにつき週1回を限度として5週間に限って算定できる．なお，当該療法の対象となる RA 患者は，活動性が高く薬物療法に抵抗する RA 患者または発熱などの全身症状と多関節の激しい滑膜炎を呈し薬物療法に抵抗する急速進行型 RA 患者であって，以下の2項目を満たすものである．

　イ）腫脹関節数6カ所以上
　ロ）ESR 50 mm/hr 以上または CRP 3 mg/dl 以上

▶ 3. クローン病（CD）

栄養療法および既存の薬物療法が無効または適用できない，大腸の病変に起因する明らかな臨床症状が残る中等症から重症の活動期クローン病患者に対しては，緩解導入を目的として行った場合に限り，一連の治療につき2クールを限度として算定できる．なお，当該療法の実施回数は，1クールにつき週1回を限度として5週間に限って算定する，と規定されている[5]．

4 治療の実際

▶ 1. 装　置

G-CAP・L-CAP は，血液流量が 30 ml/min の低速でも安定した流量を確保できれば，透析やアフェレシスの装置などでも代用が可能であり，新規に購入する必要はない．また，体外循環療法を行っていない施設でも，各々のメーカーで専用装置（アダモニター MM6-N：大塚電子社製，Plasauto LC：旭化成クラレメディカル社製）が販売され，各装置とも操作性や安全性に優れているので，経験が少ないスタッフでも容易に使用可能と考える．

▶ 2. 治療準備

専用装置では始業点検を行い，正常動作を確認後，回路組み立て，プライミングを清潔に行う．血液の流路を図3に示す．プライミング時は，血液ポンプを流速 100 ml/min 程度で作動し，脱血側回路を充填する．吸着筒内の血液流入側の接続口に空気がある場合，注射器などで生理食塩液（以下，生食）を充填して脱血側回路と接続する．血液流出口と返血側回路を接続して，生食 1,000 ml 以上使用して洗浄，空気の除去を行う．その後ヘパリン（約 2,000 単位/500 ml）もしくは，ナファモスタットメシル酸塩（約 20 mg/500 ml）の抗凝固薬加生食 500 ml 以上で吸着筒，回路内を充填する．ただし，セルソーバ E はナファモスタットメシル酸塩を使用する．

▶ 3. バスキュラーアクセス

基本的にバスキュラーアクセスは，穿刺が容易な左右の正中皮静脈に穿刺する静脈-静脈方式を選択する．しかし IBD 患者は下痢や下血により脱水症状が多いため，血管の確保が困難な症例や血液流量不足が生じる症例では，穿刺前に脱血

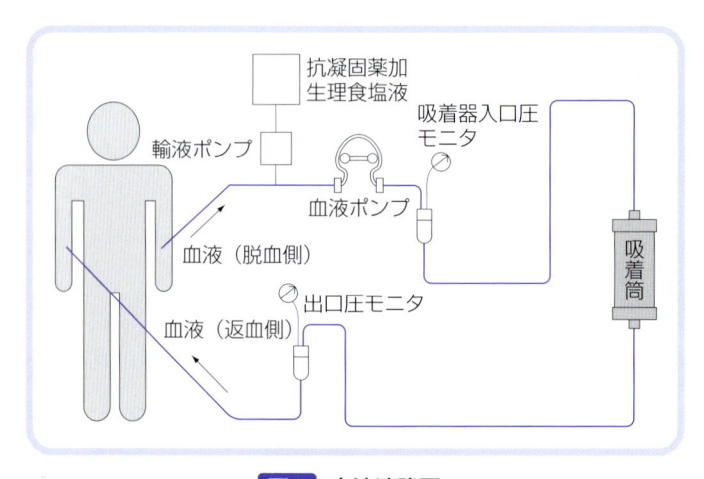

図3　血液流路図

側穿刺部位を温めることが必要である．それでも血管の確保が困難な場合は，大腿静脈や内頸静脈への穿刺や留置カテーテルの挿入も考慮しなければならない．

▶ 4．体外循環

　治療開始前は，患者の一般状態を観察し，異常があれば医師の指示を受ける．留置針と血液回路を接続し，血液ポンプを約 30 ml/min で作動し循環を開始する．同時に抗凝固薬であるヘパリン（500〜1,000 単位/hr）または，ナファモスタットメシル酸塩（20〜50 mg/hr）の持続注入を開始する．循環開始直後は，患者の一般状態を観察しながら治療条件を設定する．治療中は血液流量を 30〜50 ml/min で循環させ，患者の一般状態や吸着筒の入口，出口の回路内圧力を観察する．100 mmHg 以上の圧力差を生じた場合，目詰まりを疑い，速やかに返血を行うことが望ましい．治療の目安は，G-CAP では血液流量を 30 ml/min で 60 分間の循環を行い，L-CAP では血液流量 30〜50 ml/min で 60〜80 分間の循環である．体重が 20 kg 以上 30 kg 未満の患者にセルソーバ EI® を用いる場合は，血液流量を 15〜25 ml/min で循環し，血液処理量は 1,000〜1,500 ml を治療の目安とする．

▶ 5．返　血

　目標の血液処理量に達した時点で，充填返血法を用い，生食で吸着筒と回路内を置換する．返血時では，吸着された活性化白血球や血小板が，生食に接触することによりなんらかの刺激を受け，患者の返血部位の痛み，発赤，膨隆疹などを発症する頻度が高くなる[6]ことがみられ，返血時の生食置換量は 100〜200 ml 程

表2　治療中の異常と対処法

異常事象	対処法
脱血不良時	・脱血側回路のクランプが閉じていないか確認する ・脱血側の穿刺針先端を確認する ・脱血側の腕を駆血する（末梢のしびれ，冷感に注意する） ・脱血側の腕を温める ・血液流量を下げる ・脱血側と返血側を交換する ・穿刺部位を変更する（大腿静脈・内頸静脈）
入口圧異常 出口圧異常	・返血側回路のクランプが閉じていないか確認する ・返血側の穿刺針先端を確認する ・返血側回路内の上限警報設定を確認する ・返血側の腕を温める ・血液流量を下げる ・回路内凝固を確認し，抗凝固薬を追加する ・吸着筒内の凝固の確認 ・圧力差が100 mmHgになったら返血する

度までとするなどの対処が必要である．また，返血中に吸着筒に振動を加えると，吸着した白血球が流出する可能性があるので振動を与えない．

5 治療中の注意点

　白血球系細胞除去療法は全血灌流法であり，アフェレシス療法に比べ，容易な治療法であるが，患者の状態の変化やスタッフの不注意などで，異常や危険に曝される可能性があり，各異常事象と対処法（表2）を熟知していなければならない．

おわりに

　白血球系細胞除去療法は，体外循環療法を施行している施設では，特別な装置など必要なく，簡単かつ安全に施行できる血液浄化法である．また，UC や CD，RA 以外の自己免疫疾患においても有効性が報告され[7]〜[10]，ステロイドに抵抗する患者や副作用によりステロイドが使用困難な患者に対し適応が拡大されている．今後も多くの自己免疫疾患に保険が適用され，患者の QOL が維持されることを期待する．

文　献

1) 澤田康史，下山　孝，他：特発性炎症性腸疾患に対する白血球除去器を用いた体外循環の有用性について．日本臨床免疫学会誌　1994；17：883-885
2) Sawada, K., Ohnishi, K., Shimoyama, T., et al.: Leukocytapheresis therapy, performed with leukocyte removal filter, for inflammatory bowel disease. J. Gastroenterol. 1995；30：322-329
3) Fukuda, Y., Matsui, T., Suzuki, Y., et al.: Adsorptive granulocyte and monocyte apheresis for refractory Crohn's disease: An open multicenter prospective study. J. Gastroenterol. 2004；39：1158-1164
4) 竹中良則：白血球系細胞除去療法とバイオマテリアル．バイオマテリアル—生体材料　2005；23：224-230
5) 診療点数早見表（2008年4月版）．p.406，医学通信社，東京
6) 宮川浩之，早川　洋：白血球系細胞除去療法の副作用と対策．日本アフェレシス学会誌　2006；25：240-243
7) 日高康雄，近藤威史，市川公夫，他：新しく開発された白血球除去器を用いた膠原病自己免疫疾患に対するリンパ球除去療法の試み．人工臓器　1990；19：965-968
8) 藤田　新，津田裕士：特集 プラズマフェレシス．技術，生体反応（2）Lymphocytapheresis. 臨牀透析　1990；6：707-712
9) 橋本博史，津田裕士，横山真和，他：全身性エリテマトーデスにおけるLymphocytapheresis について．臨床血液　1985；26：1892-1897
10) 石垣泰則，佐藤　猛，小宮忠利，他：吸着カラムを用いた Lymphocytapheresis による多発性硬化症の治療— visual evoked potential による評価．神経内科　1989；31：480-486

（渋谷　泰史）

〔初出：臨牀透析　vol. 25　no. 10　2009〕

第Ⅵ章 急性血液浄化療法

21 持続的血液浄化
[Continuous blood purification；CBP]

Key words CHDF, CHF, CHD, hemofilter

はじめに

通常，慢性期血液透析を代表とする間欠的透析療法は3～5時間/回程度であるが，持続的血液浄化法（continuous blood purification；CBP）は1日当り24時間持続的かつ緩徐に行う急性期血液浄化治療の総称である．CBPは，1977年にKramerら[1]が動静脈圧差を利用してhemofiltrationを用いた体液量の是正を行ったことがきっかけとなり発展した血液浄化技術である．現在では患者の全身状態がきわめて不安定である救急・集中治療領域の現場において，体外循環量が少ないことや溶質除去効率および体液量の変化が軽度であるために，積極的に本法が選択されることが多い[2]．

本稿では，CBPの現状について原理から具体的な施行方法を解説する．

1 特徴

CBPの特徴として，血液流量や回路内充塡量が少ないこと[3]から循環動態に与える影響が少なく，透析液および置換液などの灌流液が0.5～1.0 *l*/hrと少量かつ長時間による治療であることから，水分バランスや電解質の調整，溶質の除去が緩やかであるために生体のホメオスタシスの維持が容易になりやすいことが挙げられる．またCBPを可能にする装置は，血液浄化装置ないしアフェレシス装置として各社より販売されており，簡便かつコンパクトな装置である[4]ことから，多様な機器に囲まれたICUなどのスペースでも施行可能であることが挙げられる．

一方，欠点としては，治療が長時間にわたるために患者動作を抑制してしまうことや，スタッフの監視の必要性から業務負担量が増大することが挙げられる．

しかし，その治療効果と重症である患者の背景を考えれば，ハードに関する要因によるところが多く，必要な医療側の負担面であると考えられるため，一概には欠点とは言い難い．

2 種　類

　CBP として一般的に用いられている治療方法は持続的血液濾過（continuous hemofiltration；CHF），持続的血液透析（continuous hemodialysis；CHD），持続的血液濾過透析（continuous hemodiafiltration；CHDF），そして slow continuous ultrafiltration（SCUF）に分類される．

　これらの設定条件としては，持続緩徐式血液濾過器（hemofilter）を用いて血液流量（Q_B）80〜120 ml/min 程度，灌流液である透析液流量（Q_D）および置換液流量（Q_S）は 0.5 l/hr（8 ml/min）〜 2.0 l/hr（33 ml/min）程度の設定範囲で施行されることが多い．しかし通常，慢性透析療法で行われる際に用いられる Q_B 200〜250 ml/min，Q_D 500 ml/min の設定条件は血流量依存的な関係であるのに対し，CBP は灌流液条件に依存する形となり，アンバランスな条件である．Ronco らは，急性腎不全を対象とした前向き研究において C（VV）HF の Q_S を 20 ml/hr/kg，35 ml/hr/kg，そして 45 ml/hr/kg に分類したところ，血液浄化量を増加させた 35 ml/hr/kg および 45 ml/hr/kg において長期予後が有意に改善したことを報告[5]している．

　また近年の CBP の変遷として，血液浄化量増加の必要性を考慮した結果，Q_S を増加した high volume CHF や Q_D を増加させた high flow CHD，on-line CHDF などの報告[6),7)]も多く認められる．さらには間欠的血液浄化の浄化量と治療時間に対する隔たりに対して浄化量を 100〜300 ml/min，治療時間を 6〜12 時間に設定した sustained low efficiency dialysis（SLED）といった手法も選択[8]されている．今後，急性期血液浄化における標的物質を定めた血液浄化量の必要性についても検討の余地があると考えられる．

3 原　理

　CBP は，患者への負荷を極力抑えるために血液浄化速度を緩やかに長時間行う治療法であるが，基本的な原理は慢性期血液透析療法と変わることはない．hemofilter を用いて拡散および濾過の原理を利用した血液中の水分や溶質除去，電解質の補正を行う手法である．

　CHF は持続的に置換液を灌流させた分量の濾過を行い，CHD は持続的に透析液ならびに血液を対向流として拡散させる方法である．CHDF は，hemofilter を用いて透析液および置換液を持続的に灌流させて拡散および，濾過を用いて血液浄化を行う方法である．

　溶質除去レベルは灌流量依存性となるために，尿素およびクレアチニンなどの小分子量物質はいずれの浄化法を用いても灌流液は飽和することから CHF＝

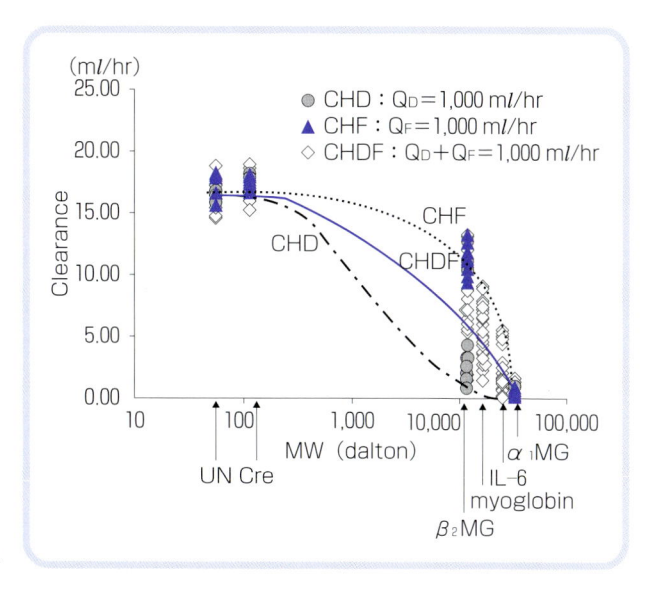

図1 CBP のクリアランス

CHDF＝CHD であり，変わらない．しかし分子量 10,000 dalton 以上の中分子量域に関しての溶質除去効率は CHF＞CHDF＞CHD であるために，幅広い標的物質を効果的に除去するには CHF が適している[9]と考えられる（**図1**）．しかし Qs を増加すると濾過性能の劣化により TMP（膜間圧力差）上昇と濾過圧低下をきたすことや，吸着特性を有するポリメチルメタクリレート（PMMA）膜では経時的な劣化が認められる[10]．よって病態に応じて灌流量（血液浄化量）を増加する必要性がある場合，Qs を増加したい場合は膜素材が濾過に最適な内径設計を有するものを選択，または治療モードの観点から Q_D を増加して CHDF に切り替える必要がある．

4 適応と臨床的効果

CBP の適応としては循環動態が不安定であり，体液量の調節あるいは humoral mediator の除去を必要とする場合であり，これまでは急性腎障害（acute kidney injury；AKI）合併例がよい適応であったが，近年では腎不全を伴わない症例に対しても施行されている．以下に臨床的に期待する効果を示す．

1）体液量の調節

肺水腫や浮腫が著明な患者に対し，除水を行うことにより血漿の膠質浸透圧が上昇し，組織内水分が血液側に吸収されることによって症状を改善させる．その際の治療モードは CHD＝CHDF＝CHF であり，SCUF も選択の一つとなる．

2）電解質バランスの調節

CBP に用いられる灌流液流量は少量であるために，血液の pH そして電解質バランスを緩徐に是正させる．よって，この際においても治療モードは CHD＝CHDF＝CHF であることから，いずれを選択しても遜色はない．しかし電解質バランスの改善に即効性を必要とする高カリウム血症などにおいて CBP は適さない．

3）尿毒素などの病因関連物質の除去

体外循環させることで血液および組織内に蓄積された尿素を代表とする小分子物質から2万～3万程度の中・大分子量物質を除去する．これまで敗血症・多臓器不全における血液浄化療法の適応として，AKI を伴った renal indication に対する評価は臨床判断を主体に血清クレアチニンおよび BUN であり，今後の bio-marker[11] に関する研究が進むことで開始基準や浄化量を設定できることを期待したい．さらに，腎不全を伴わない non-renal indication の疾患に対しても治療効果が期待される．そのターゲットとして，炎症系サイトカインなどのメディエーター除去[12] や新たに晩期・致死的メディエーターである high mobility group box-1（HMGB-1）[13] などについて報告されている．しかし，除去効果および治療モードについては一定の見解が得られていないために検討の余知が多く残されているが，全身状態の改善に有効であると考えられる．

5 具体的な施行方法

CBP を施行する際には，**表1**に示すように hemofilter，血液浄化装置，血液回路，抗凝固薬，透析液および置換液，バスキュラーアクセスなどについて選択・決定する必要があり，以下に詳細を述べる．

1）hemofilter（図2）

CBP はきわめて重篤な状況下で長時間を要する治療であることから，透析液および置換液が少量かつ低血流量で体外循環を行うため，<u>膜面積および血液充填量が少なく，経時的な性能劣化や血液凝固を起こしにくい膜素材であることが要求される</u>．現在，本邦で用いられる膜素材には，ダイアライザと同材質であるポ

表1 CBP を施行するための検討項目

バスキュラーアクセス	ダブルルーメンカテーテル 内頸：外径 12 Fr 挿入長 13～13 cm 鼠頸：外径 12 Fr 挿入長 20～25 cm	Q_B	80～120 m*l*/min ※回路内凝固強ければ Q_B↑
血液浄化器	持続緩徐式血液濾過器（hemofilter） ※成人では 0.7～1.0 m² を選択（膜面積：0.1～2.1 m²） ※Q_S を設定する際は内径の広い hemofilter を選択	治療モードと目的	CHD：小分子量除去と電解質・水分コントロール CHDF：CHD 項目＋中分子領域 CHF：CHD 項目＋中分子領域 SCUF：水分コントロール
ベッドサイドコンソール	CBP 専用装置	Q_D	0.3～2.0 *l*/hr ※hemofilter 目詰まり強ければ Q_S の代わりに Q_D↑を検討
血液回路	CBP 専用装置用血液回路		
抗凝固薬	メシル酸ナファモスタット（NM） 30 mg/hr（0.5 mg/hr/kg を目安） ※ACT のモニタリングは 150～170s を目標	Q_S	0.3～2.0 *l*/hr ※Q_B の 10～15 ％を目安に Q_B↑
		除水速度	出納バランスと CBP 施行時間で設定
		施行時間	6～24 hr/day
透析液・置換液	炭酸水素ナトリウムを用いた濾過型人工腎臓用補液		

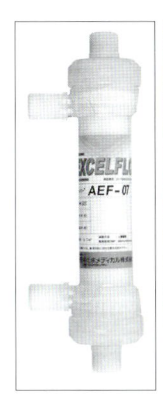

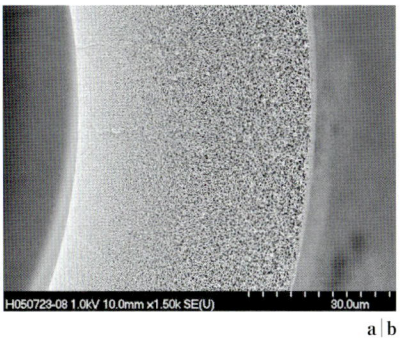

図2 持続緩徐式血液濾過器

a：外観．生体適合性，抗血栓性，透水性能に優れており，長時間安定してCBPを施行できるように設計されている．

b：中空糸膜断面の電子顕微鏡写真．エクセルフローはポリスルフォン膜を用いており，内表面から外表面に向かって連続的に孔が広くなっていく構造であり，また通常の血液透析に比べて内径を広くすることで抵抗を抑えて長時間使用に適した設計となっている．

〔エクセルフロー AEF シリーズ（旭化成クラレメディカル）〕

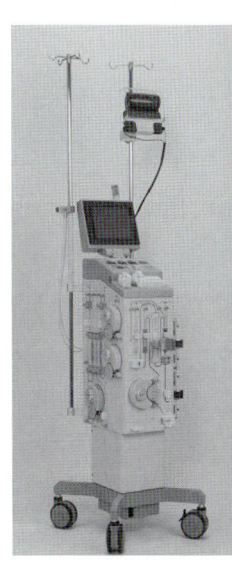

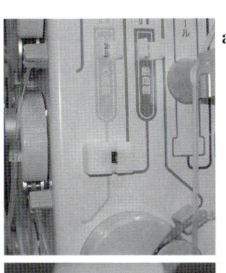

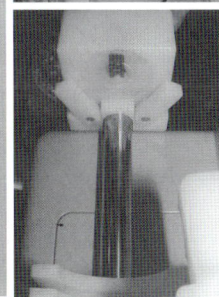

図3 持続的血液浄化装置 55 X

a：装置外観，b：漏血センサ，c：押し子外れセンサ

TFT（SVGA）液晶画面を採用して視野角が広くなっており，安全性についても気泡センサのみならず押し子外れセンサや濾液側の漏血センサを備えるなどの配慮がなされている．

(JUNKEN MEDICAL/東レ・メディカル)

リスルフォン（PS），PMMA，セルローストリアセテート（CTA）があり，中空糸形状や表面の加工，容器設計などが専用設計になっていることが多い[3]．そこで，CHDFにおけるhemofilterの膜素材を含む仕様とQ_Bの違いは凝固系への影響を及ぼすこと[14]や，同一Q_Bであっても使用限界時間（life time）は膜素材によって異なる[15]ことからも，各膜の特性を生かした治療条件の設定が必要であると考えられる．

2）血液浄化装置（図3）

CBPを施行するICUなどの環境は人工呼吸器や生体情報モニタなどの医療機器が混在していることから、省スペースに設置できることや操作が煩雑でないことが望ましく[16]、各社からCBPのみならずアフェレシスも施行可能な多用途な装置が開発されている[4]．血液回路は各社の装置専用として血液側（動脈用，静脈用），透析液用，置換液用，濾液用の各回路がセットとなっており，充填量は成人用で50〜90 ml程度となっている．また装置の特徴として，透析液，置換液そして濾液を精度よくコントロールするために容量や重量を用いた制御機構を用いていることであり，筆者らがCBP装置の流量精度を確認したところ，経時的に誤差は1％程度であった[17]ことから，高い制御能を有していると思われる．今後，開発側と臨床側の情報交換をより密にすることにより，より安全かつ高度な治療を提供するための機器が開発されていくと考えられる．

3）抗凝固薬

CBPを受ける患者は術後や出血系合併症を有している場合が多いことから，おもに抗凝固薬は蛋白分解酵素阻害薬であるメシル酸ナファモスタットを第一選択とし，ACT（activated coagulation time）をモニタリングしながら回路内凝固と併せて判断することが望ましい．

4）透析液および補充液

使用する透析液および置換液としては，アルカリ化剤に炭酸水素ナトリウムを用いた濾過型人工腎臓用補液として市販されているものを用いることが多い．

5）バスキュラーアクセス

CBPを安全かつ迅速に施行するうえでダブルルーメンカテーテル（DLC）がバスキュラーアクセスとして頻用されている．十分なQ_Bの確保が可能であるが，アクセストラブルとしてもっとも多く認められる現象は患者の体動などに伴う脱血不良であることから，DLCの形状は脱血孔に凝集塊が付着しやすいサイドホール型よりエンドホール型が用いられる場合が多くなっている．しかし，エンドホール型は脱血孔が広いために体動などによる留置角度や位置の変化によって血管壁へのへばりつき現象が認められることから，単孔のみでなく側孔を有するなどの工夫を凝らした種類が望ましい[18]と考えられる．

6 施行中の注意点と観察のポイント

CBPは体外循環を利用するために，操作を誤ると患者の生命に直接的な影響を及ぼす危険性があることから，血液浄化装置の操作のみならず治療原理や疾患および病態の理解が必要である．

表2にCBP装置モニタリング項目とトラブル対処方法について示したが，装置側モニタリングの目的は治療状況の把握と安全の確認であることから，血液流量，透析液流量，置換液流量，濾液流量，抗凝固薬投与量などを設定する各種ポンプや入口圧，返血圧，濾過圧，TMPなどの圧モニタ，そして気泡検知器や脱血不良

表2 CBPにおける装置モニタリング項目およびトラブルと対処

警報内容	要因	確認内容と対処方法
脱血不良	脱血ラインのキンク 透析用カテーテルの凝固・血栓形成 透析用カテーテルの血管壁へのへばりつき	キンク部の解除 カテーテル内血栓の除去または再挿入 Q_B検討,へばりつき原因の除去(体位変換等)
動脈圧上限	動脈側ラインの凝固 hemofilterの凝固	回路交換,Q_B検討 回路交換,hemofilter膜素材および抗凝固薬投与量の検討
静脈圧上限	返血ラインの凝固 透析用カテーテル側の凝固 返血ラインのキンク	回路交換 カテーテルの血栓除去または入れ替え キンク部の解除
静脈圧下限	返血ラインの外れ	回路とカテーテルの接続確認
TMP上限・濾過圧下限	hemofilterの凝固,目詰まり	回路交換,Q_S設定量検討
濾過圧上限	返血ラインのキンク	キンク部の解除
気泡検知	気泡混入 センサ部外れ	気泡の除去 回路の確認
シリンジ液切れ	抗凝固薬切れ	抗凝固薬の補充
透析液・置換液液切れ	液切れ 気泡混入 センサ部外れ	透析液・置換液の残量確認と補充 気泡の除去 回路取付状況の確認,センサ動作確認
漏血検出	漏血 センサ部外れ	目視,漏血試験紙等での確認,治療中断 回路の確認,センサ動作確認
停電	電源コードの断線およびコンセント抜け 電圧低下	電源の確認 電圧およびコンセント使用状況の確認

センサなどについて,定期的なチェック項目を作成して操作管理する必要がある.

7 施行管理体制

CBPはcritical care領域が中心で長時間における治療中の監視が必須となることから,施設環境の特徴を理解したスタッフの体制づくりが重要であると考えられる.

当施設における施行管理方法を例にとると,ICUを診療別に有している施設の特徴性があることから,図4に示すように診療科からの治療依頼を血液浄化部医師が受けて条件を設定し,操作管理を臨床工学技士が24時間体制で行うなかで,各ICU担当看護師と連携を取りながら関連スタッフとの情報を共有しつつ職種間の役割分担が行われている.機器の運用管理は限られた台数であるために保守管理および情報管理,さらには操作手技の統一のために臨床工学技士が一括したCBP管理を行っている.CBP治療方法の確立に関連して施行件数は増加する傾向にあるため,CBP管理に伴う問題は個人の責任ではなく施設の管理体

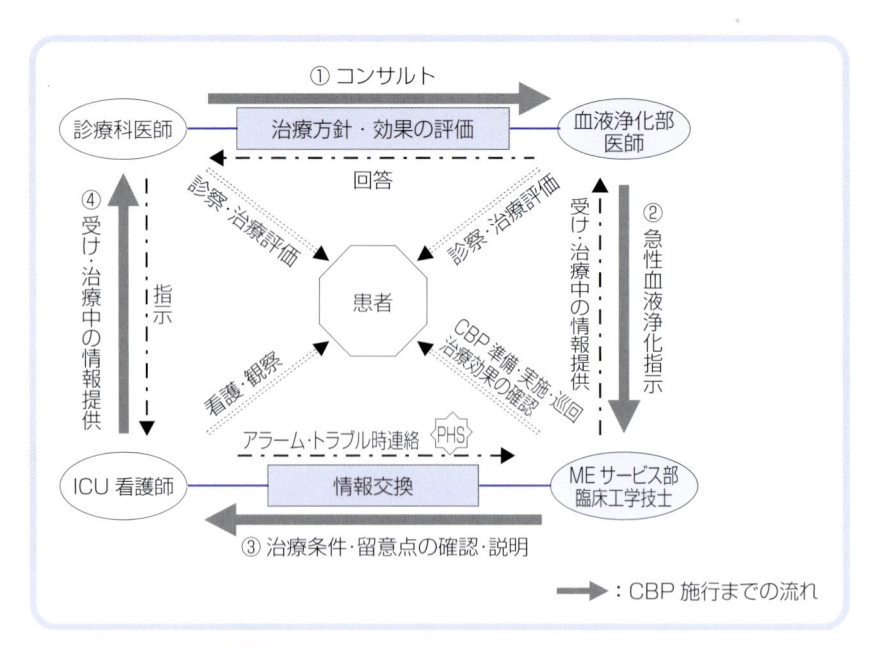

図4 CBPを施行する際の連携方法の1例

役割分担を行うことで各部署による責任の所在を明確化し，連携をはかることでチーム医療を構築する．

制の問題として捉えることが重要である[19]と考えられる．よって，そのリスクを十分に理解したうえで対応策を講じる[20]ことによって，効率的な医療チームの構築が達成できうると考えられる．

おわりに

近年，急性期治療に積極的に用いられている持続的血液浄化療法の現状について原理から具体的な施行方法を解説した．今後，患者の病態のみならず施設の特徴性を生かして効果的な治療法を選択していくためには，医療従事者は持続的血液浄化療法に精通するために日々研鑽する必要があると考えられる．

文　献

1) Kramer, P., Wigger, W., Rieger, J., et al.: Arteriovenous hemofiltration: a new and simple method for treatment of over-hydrated patients resistant to diuretics. Klin. Wochenschr. 1977 ; 55 : 1121-1122
2) 塚本　功, 大浜和也, 山下芳久：持続的血液浄化法の技術的課題．医工学治療　2003 ; 15(4) : 215-222
3) 塚本　功, 山下芳久：持続緩徐式血液濾過器．臨牀透析　2007 ; 23 : 815-819
4) 塚本　功, 山下芳久：持続的血液浄化装置．臨牀透析　2007 ; 23 : 933-941
5) Ronco, C., Bellomo, R., Homel, P., et al.: Effects of different doses in continuous veno-venous haemofiltration on outcomes of acute renal failure: a prospective randomized trial. Lancet　2000 ; 356 : 26-30
6) 川西秀樹：持続的血液浄化療法における血液浄化量．医工学治療　2002 ; 14(2) : 93-96

7) 中　敏夫, 篠崎正博, 重松　隆：急性腎不全―High flow CHDF/High volume CHF の意義．Nephrology Frontier 2007；6：415-418
8) Marshall, M. R., Golper, T. A., Shaver, M. J., et al.：Sustained low-efficiency dialysis for critically ill patients requiring renal replacement therapy. Kidney Int. 2001；60：777-785
9) 仲松晋也, 塚本　功, 村杉　浩, 他：持続的血液浄化療法（CBP）治療モード別における hemofilter の性能評価．ICU と CCU　2008；32(別冊)：137-142
10) 山下芳久, 塚本　功, 村杉　浩, 他：持続的血液濾過透析に使用する5つの血液濾過器の臨床評価．日集中医誌　2008；15：57-62
11) 土井研人：ICU における AKI の早期診断．ICU と CCU　2010；34：291-300
12) 織田成人, 貞広智仁, 仲村将高, 他：多臓器不全におけるサイトカイン除去．臨牀透析　2007；23：433-440
13) 加藤謙一, 足利栄仁, 秋澤忠男：敗血症・多臓器不全．腎と透析　2006；60(2)：272-277
14) 塚本　功, 村杉　浩, 秋元照美, 他：CHDF 施行時における hemofilter の凝固系への影響．ICU と CCU　2008；32(別冊)：128-132
15) 仲松晋也, 塚本　功, 山下芳久, 他：CHDF 施行時の hemofilter に期待される要件．ICU と CCU　2007；31(別冊)：115-119
16) Yamashita, Y., Tsukamoto, I., Kanno, Y., et al.：Equipment and monitoring in continuous renal replacement therapy. Contrib. Nephrol. 2010；166：126-133
17) 村杉　浩, 塚本　功, 秋元照美, 他：血液浄化用装置 TR-55 X の使用評価．ICU と CCU　2008；32(別冊)：310-314
18) 髙橋良光, 塚本　功, 三輪泰之, 他：D.L.C を用いた血液浄化療法施行中に発生するへばりつき現象に関する検討．ICU と CCU　2008；32(別冊)：171-175
19) 久木田和丘, 坂田博美, 玉置　透, 他：急性血液浄化療法を担うチーム構築とリスクマネージメント．臨牀透析　2004；20：435-439
20) 塚本　功, 山下芳久, 鈴木洋通：持続的血液浄化法施行時における効率化とリスクマネジメント．ICU と CCU　2007；31(別冊)：89-92

（塚本　功／山下　芳久）

〔初出：臨牀透析　vol. 26　no. 1　2010〕

和文索引

あ
アシドーシス ……………………101
アフェレシス療法 ………………126
アルカリ化剤 ……………………100
アルブミン …………………51, 96
　低——血症………………………92
アンジオテンシン変換酵素
　阻害薬 …………………………141
悪性関節リウマチ………137, 142
圧異常 ……………………………157

い
イコデキストリン ………………110
溢水………………………………22
医用3Pプラグ …………………62

え
エバキュアー ……………………132
エンドトキシン
　——吸着 ………………………148
　——捕捉フィルタ………………95
塩化水素ガス ……………………32
炎症性腸疾患 ……………………153
遠心分離法 ………………………153
塩分管理 …………………………21

か
カテーテル
　ダブルルーメン—— …………164
　短期型バスキュラー—— ………53
　長期型バスキュラー—— ………53
カリウム …………………………49
カルシウム ………………………50
介助者 ……………………………70
潰瘍性大腸炎 ……………………154
回路内充填 ………………………65
拡散 ………………………………12
活性化凝固時間（ACT）………66
活性炭吸着 ………………………145
顆粒球除去療法（G-CAP）……153
肝疾患 ……………………………132
肝性昏睡 …………………………146

き
関節痛 ………………………94, 151
関節リウマチ ……………………155
感染性合併症 ……………………113
感染対策マニュアル ………………66

き
ギラン・バレー症候群 …………142
キレート作用 ……………………33
希釈法
　後—— ……………………89, 96
　前後同時—— …………………89
　前—— ……………………89, 97
基準液 ……………………………32
逆濾過 ………………………13, 89
急性腎障害 ………………………161
吸着カラム ………………………139

く
クエン酸 ……………………31, 134
クライオフィルトレーション
　…………………………………137
グラム陰性菌 ……………………148
クリアランス ……………………17
クローン病 ………………………155
空気混入 …………………………147

け
血圧低下 …………………………19
血液回路 …………………………13
血液吸着 …………………………145
血液透析 ……………………11, 87
血液透析濾過（HDF）…………87
血液流量 …………………………157
血液濾過（HF）………………81, 87
　——器 …………………………82
　短時間頻回—— ………………45
血管内水分移動 …………………19
血管反応性 ………………………22
血球細胞除去 ……………………155
血漿吸着 …………………………139
血漿交換療法 ……………………125
　——専用装置 …………………54

血漿浸透圧 ………………………20
血小板数 …………………………148
血漿分離 ……………………131, 139
血漿冷却濾過法 …………………137
限外濾過 …………………………12
　——不足 ………………………117
　——率 …………………………17

こ
後希釈法 …………………84, 89, 96
抗凝固薬 …………………………14
硬水軟化装置 ……………………12
高ナトリウム透析 ………………19
骨・関節痛 ………………………94

さ
在宅医療 …………………………45
在宅血液透析 ………………37, 69
　——教育 ………………………71
　——装置の特徴 ………………74
　——適応基準 …………………69
　——のデメリット ……………78
　——の保険点数 ………………79
　——のメリット ………………78
酢酸 ……………………30, 50, 101
　——透析 ………………………100
　——不耐症 ……………………101
酸化ストレス ……………………33
残存腎機能 …………………108, 117

し
止血 ………………………………16
自己管理 …………………………70
　——能力 ………………………113
自己責任 …………………………70
自己穿刺 …………………………70
事故防止 …………………………103
持続型血液浄化装置 ……………54
持続的血液浄化法 ………………159
持続的血液透析 …………………160
持続的血液濾過 …………………160
持続的血液濾過透析 ……………160

持続的高ナトリウム透析法……21
至適透析……………………122
自動腹膜還流装置（APD）…118
重炭酸………………………30, 51
重量制御方式………………82
術中透析……………………62
循環血液量モニタ…………66
循環血漿量…………………20
循環調整能…………………26
小児…………………………53
除去率………………………17
処方透析……………………47
自律神経失調………………27
神経筋疾患…………………142
浸透圧………………………32
　──計………………………32

す
水質管理……………………95
水分管理……………………23

せ
セルウオッシュ法…………22
正濾過………………………89
前希釈法………………84, 89, 97
前後同時希釈法……………89
穿刺
　──針………………………13
　自己──……………………70
　ボタンホール──…………44
全身性エリテマトーデス（SLE）
………………………137, 142

そ
装置設置場所………………75

た
ダイアライザ………………13
ダブルルーメンカテーテル…164
大分子量毒素………………96
大量液置換…………………92
大量濾過……………………94

脱血不良……………………155
多人数用透析液供給装置…13
多用途透析装置……………82
短期型バスキュラーカテーテル
………………………………53
短時間頻回血液濾過………45
短時間頻回透析…………37, 42
単純血漿交換………………131

ち
長期型バスキュラーカテーテル
………………………………53
長時間透析…………………36
長時間夜間血液透析………37
超低比重リポ蛋白（VLDL）…140
治療頻度……………………42

て
低アルブミン血症…………92
低栄養状態…………………40
低温透析……………………25
定期受診……………………76
定期訪問・定期点検………76
低血圧症……………………25
　透析──……………………28
低体重児……………………53
低比重リポ蛋白（LDL）……140
低分子ヘパリン……………57
低分子量蛋白………………97
電解質補正…………………65
電力容量……………………62

と
トラブル時の対処方法…72, 76
透析アミロイド症…90, 94, 151
透析液
　─供給装置…………………13
　──組成……………………47
　──ナトリウム濃度…………19
　──の密閉回路……………95
透析回数……………………44
透析困難症……………90, 104

透析時間……………………37
透析低血圧症の対策………28
透析用監視装置……………13
動脈硬化症…………………94

な
ナトリウム………………19, 49
　──イオン…………………20
　──グラジエント法…………22
内部濾過促進型 HDF ………88

に
二重膜濾過法………………134

の
濃度調整…………………32, 47

は
バイオフィルトレーション …100
バイタルサイン……………64
バスキュラーアクセス……53
バスキュラーカテーテル…53
バランス制御………………67
排液検査……………………113
白血球除去療法（L-CAP）……154
抜針…………………………16
発熱…………………………99
半透膜………………………11

ひ
ビリルビン吸着器…………143
被嚢性腹膜硬化症（EPS）
………………………114, 118
病棟透析……………………59
　──専用バッグ……………60
　──の必要物品……………60

ふ
ブドウ糖……………………50
プライミングボリューム……53
ブラジキニン………………135
プレフィルタ………………12

不均衡症状……………………22，43	包括的腎代替療法……………116	薬物中毒……………………146
腹膜炎 ………………………113	補液……………………………87	
腹膜機能試験（PET）…………121	補充液…………………………83	**よ**
腹膜休息………………117，122	──流量 ………………102	溶質
腹膜透析（PD）………………116		──除去不足 ……………117
──・血液透析（PD＋HD）	**ま**	──透過性能 ……………132
併用療法 ……………………116	膜間圧力差……………………97	容量制御方式…………………82
──液 ………………………108	膜型血漿分離器………………131	
──選択基準 ………………112	末期腎不全（ESRD）…………116	**り**
夜間間欠──（NIPD）………118	末梢血管抵抗の減少…………27	リバウンド現象………………136
連続循環式──（CCPD）…118		リポ多糖（LPS）………………148
腹膜劣化………………………110	**み**	リユース………………………45
物質除去性能…………………84	水処理装置……………………12	
物品供給・廃棄………………77	未分画ヘパリン………………57	**れ**
不定愁訴………………………91		連日血液透析…………………42
ふるい係数……………17，132	**む**	連続循環式腹膜透析（CCPD）
粉末製剤の固化………………32	無酢酸透析……………………30	………………………118
へ	**め**	**ろ**
ヘパリン………………………57	メシル酸ナファモスタット	濾過
返血操作………………………16	……………57，150，164	──速度………………91，97
偏流……………………………150	免疫吸着器……………………142	大量──…………………94
ほ	**や**	
ボタンホール穿刺……………44	夜間間欠腹膜透析（NIPD）…118	

欧文索引

A
ACT（activated clotting time）…57
ADL（activities of daily living）
　………………………………104
AFBF（acetate free biofiltration）
　………………………………100
APD（automated peritoneal
　dialysis）……………………118

B
β_2-ミクログロブリン
　……………………………89, 150
biomarker ……………………162
BUN ……………………………39

C
CAPD（continuous ambulatory
　peritoneal dialysis）…………107
　──＋HD 併用療法 …………119
CCPD（continuous cycler peri-
　toneal dialysis）………110, 118
CHD（continuous hemodialysis）
　………………………………56
CHDF（continuous hemodiafil-
　tration）………………………56
critical care …………………165
cryogel ………………………137

D
DFPP（double filtration plasma-
　pheresis）……………………134

E
ECUM（extracorporeal ultrafiltra-
　tion method）………25, 81, 85
EPS（encapsulating peritoneal
　sclerosis）……………114, 118
ESRD（end stage renal disease）
　………………………………116

G
G-CAP（granulocytapheresis）
　………………………………153

H
HD（hemodialysis）……………56
　──＋PD 併用療法 …………117
HDF（hemodiafiltration）……87
　内部濾過促進型──…………88
　──バランス制御……………66
hemofilter……………………162
HF（hemofiltration）………81, 87
　──バランス制御……………66
high flow CHD………………160
high volume CHF ……………160

K
Kt/V …………………17, 38, 56

L
L-CAP（leukocytapheresis）…154
LDL（low density lipoprotein）
　吸着器………………………140

M
MARS（molecular adsorbent
　recirculating system）………51

N
NIPD（nightly peritoneal dialysis）
　………………………………110
NIPD（nocturnal intermittent
　peritoneal dialysis）…………118
non-renal indication …………162
NOS（nitric oxide synthase）…30

O
Off-line HDF……………………88
On-line CHDF ………………160
On-line HDF ………88, 96, 104

P
PD（peritoneal dialysis）……116
　──＋HD 併用療法 …………116
PE（plasma exchange）…56, 131
plasma refilling ………………19
　── rate ……………………25
PMX-DHP（polymyxin B immo-
　bilized fiber direct hemoperfu-
　sion）…………………………57
Push & pull HDF …………88, 97

Q
QOL（quality of life）……40, 116

R
renal indication ………………162
residual renal function ………117

S
SLED（sustained low efficiency
　dialysis）……………………160
slow continuous ultrafiltration 160

T
total renal care………………116

U
UF フィルタ……………………13

V
VLDL（very low density lipopro-
　tein）…………………………140

	血液浄化療法 ── 基礎から応用まで	
	2011年6月10日　第1版1刷発行	

編　　集	山下　芳久，峰島三千男	
企　　画	臨牀透析編集委員会	
発 行 者	増永　和也	
発 行 所	株式会社 日本メディカルセンター	
	東京都千代田区神田神保町1-64（神保町協和ビル）	
	〒101-0051　TEL 03（3291）3901（代）	
印 刷 所	シナノ印刷株式会社	

ISBN978-4-88875-237-4

Ⓒ2011　乱丁・落丁は，お取り替えいたします．

本書に掲載された著作物の複写・転載およびデータベースへの取り込みに関する許諾権は(株)日本メディカルセンターが保有しています．

JCOPY <(社)出版者著作権管理機構　委託出版物>

本書の無断複写は著作権法上での例外を除き禁じられています．複写される場合は，そのつど事前に，(社)出版者著作権管理機構（電話03-3513-6969, FAX 03-3513-6979, e-mail : info@jcopy.or.jp）の許諾を得てください．